《圣济经》选讲

苏兴华　编著
何雯珏　协编

全国百佳图书出版单位
中国中医药出版社
·北 京·

图书在版编目（CIP）数据

《圣济经》选讲 / 苏兴华编著 .—北京：中国中医药出版社，2023.5（2023.8重印）

ISBN 978 - 7 - 5132 - 8091 - 4

Ⅰ . ①圣⋯　Ⅱ . ①苏⋯　Ⅲ . ①医经—中国—北宋
Ⅳ . ① R22

中国国家版本馆 CIP 数据核字（2023）第 047870 号

中国中医药出版社出版

北京经济技术开发区科创十三街 31 号院二区 8 号楼
邮政编码　100176
传真　010-64405721
万卷书坊印刷（天津）有限公司印刷
各地新华书店经销

开本 880×1230　1/32　印张 6.25　字数 119 千字
2023 年 5 月第 1 版　2023 年 8 月第 2 次印刷
书号　ISBN 978 - 7 - 5132 - 8091 - 4

定价　36.00 元
网址　www.cptcm.com

服 务 热 线　**010-64405510**
购 书 热 线　**010-89535836**
维 权 打 假　**010-64405753**

微信服务号　**zgzyycbs**
微商城网址　**https://kdt.im/LIdUGr**
官 方 微 博　**http://e.weibo.com/cptcm**
天猫旗舰店网址　**https://zgzyycbs.tmall.com**

如有印装质量问题请与本社出版部联系（010-64405510）
版权专有　侵权必究

前　言

　　有人问我，在西方学医容易不？回答是很难。最明显的是外语关难过，专业术语关更难过。又有人问我，学中医容易不？回答是更难，尤其这个时代的语言、文化、哲学基础，决定了现代人学中医比古人难多了。

　　学中医，尤其语言和思维铺垫，极不容易。最少，先打个基础。首先，三年大专水平的古汉语，这是必需的吧！古汉语，是中医的专业语言，没有古汉语足够的水平，用古汉语写的经典医书，是没办法阅读、理解、实践的。其次，三年大专水平的中国古典哲学，也是必需的吧！没有思路，怎么能理解意义呢！再者，三年的西医基础，也是必需的。基本医学术语和知识，总是要知道的。然后再需要三年中医经典的理论学习。十二年过去了，可以开始中医的临床了。再学五年的中医基础和临床实操，这跟前苏联临床教育在医院里转科制度是一样。

　　花了十七年的时间，完成了基础理论和实操的学习，终于可以谈谈自己的研究和实践了。十二年的小初高，就算早早地六岁上学，一路平坦走来，不疯不病不休学，也不去挣钱捞名混生活，也需要到二十九岁才能打下中医临床的基础。

这是什么概念呢？社会要投入供养你三十年，最少，家里白养你三十年。如果每月八千块，一年需要十万的学费和生活费，按现在的生活来算，只比这个数字多，不比每年十万少，也就是三百万打底。三百万，就算在北上广，也能买一套小房子，安居乐业了。若在二三线城市，就是几套房子的价格。这个算法，仅仅是从财务的维度，还没有谈到精力、师资、运气等机会成本。

我就是这样过来的，虽然，大学本科刚毕业，就出了点儿小名，但是，真正学习，还在后面。基本上在去加拿大前，没有好好挣过钱，多数时间，就是在学习、读书、实践中，一晃二十年就度过了，有种人生倏忽之感。看来，多劳多得，这是信念和理想，是为之奋斗的目标，而对于很多现实行业，不容易实现。

刚回国时，我的同窗好友李辛，他是名医名人，建议我讲讲经典。我想了想，选择了《圣济经》，而没有选择《伤寒论》《金匮要略》等。原因很简单，《伤寒论》等书，已经被现代医学教育市场讲成了程咬金三板斧式的秘方大全，按这个思路讲经典中医，我真受不了；反过来，我要是讲点儿医学哲学，尤其术数哲学，所谓"法于阴阳，和于术数"，又被世俗所不能接受，容易遭到攻击。所以，我选择了多数人都不知道，但是，又是真正的经典教材，北宋徽宗时代的《圣济经》。

所谓教材，就不同于经典，而是能被系统教授和学习的文献。编写一部好教材，很不容易。之所以没有选择清朝的《医宗金鉴》，是因为意义不一样。因为，世界公认，北宋时期的文化品质，是很难颠覆超越的，这不仅仅是唐宋八大家的诗文，闽浙的茶文化，而且，也包括医学。后来，我大学时的辅导员李秀明老师，也建议我这个怪学生，把自己的一些独特的临床和理论心得写出来出版。由衷感谢老师和同学的鼓励，才有了写这个小册子的动机。

这个小册子，是在我系统讲了《圣济经》两遍后，将以前做的公众号"早起读段书"的部分内容，合起来拣选、修改、补充而完成的。拣选和补充的工作，是由何雯珏女士做的，她为了学中医，辞去原本较好的工作，全身心地学习了很多年。跟她聊聊《圣济经》，就知道需要下多少功夫。

家父尚民先生，是高级语文老师，我遵循他的教诲，来解释读书。读书读书，就是把文字读明白了。所谓读明白，就最少要分为"字词句篇"四个层次，教书、写书，当然也要如此。这本书是选讲，没有对《圣济经》整篇解释和梳理，但是，在字词句上，确实下了功夫。最后，叮嘱两句，一者，《圣济经》，是使用古代汉语写成，如果用现代汉语理解，就会误入歧途，也就是说，高中语文水平的人，不足以阅读这本书。二者，我个人认为，古代汉语，是中医学的专业语言，不可替代，经典长存如此。所以，这本《圣济经》选讲，恰恰架起了专业知识和世俗"小白"之间的桥梁。

苏兴华　识

庚子戊子吉日　于北京

目 录

01 条　天地设位

　　天地設位，妙功用於乾坤，日月著明，托精神於離坎。一降一升，相推而成寒暑，一顯一晦，相蕩而成晝夜。

——《聖濟經·體眞篇·陰陽適平章第一》

注　釋

　　1. 天:《說文》:顚也。至高無上，從一，大也。《白虎通》:鎮也，居高理下，為物鎮也。《易·說卦》:乾為天。《禮·禮運》:天秉陽，垂日星。荀子曰:天無實形，地之上至虛者皆天也。邵子曰:自然之外別無天。

　　2. 地:《說文》:元氣初分，輕清陽爲天，重濁陰為地，萬物所陳列也。《白虎通》:地者，易也。言養萬物懷任交易變化也。《釋名》:地，底也，其體底下，載萬物也。《易·說卦傳》:坤為地。《内經》:岐伯曰:地為人之下，太虛之中。黃帝曰:馮乎?曰:大氣舉之。《博物志》:地以名山為輔佐，石為之骨，川為之脈，草木為之毛，土為之肉。

　　3. 設:《玉篇》:置也。《易·繫辭》:聖人設卦以觀象。疏:是施設其卦，有此諸象也。

　　4. 用:《說文》:可施行也。《易·乾卦》:初九，潛龍勿用。

疏：唯宜潛藏，勿可施用。

又《廣韻》：使也。《左傳·襄二十六年》：惟楚有材，晉實用之。

又《康熙字典》：功用。《易·繫辭》：顯諸仁，藏諸用。疏：謂潛藏功用，不使物知，是藏諸用也。

5.乾：《唐韻》：易卦名。程頤曰：以形體謂之天，以性情謂之乾。《本義》：乾，健也。《釋名》：乾，進也。行不息也。

6.坤：《廣韻》：地也。《釋名》：順也，上順乾也。《易》：卦名。《象傳》：地勢坤。《說卦》：坤為地。

7.日：《說文》：實也。太陽之精不虧。《博雅》：君象也。《釋名》：日，實也，光明盛實也。《易·乾卦》：與日月合其明。

又《說卦》：離為火為日。《周禮·天官·九嬪注》：日者天之明。《禮·祭義》：日出於東。《史記·天官書》注：日者，陽精之宗。《漢書·律歷誌》：日合於天統。《後漢書·荀爽傳》：在地為火，在天為日。《淮南子·天文訓》：火氣之精者為日。

又《繫辭》：縣象著明，莫大乎日月。

8.月：《說文》：闕也。太陰之精。《釋名》：月，缺也，滿則缺也。《易·繫辭》：陰陽之義配日月。《禮·祭義》：月生於西。《公羊傳·莊公二十五年注》：月者，土地之精。《史記·天官書》注：月者，陰精之宗。《淮南子·天文訓》：水氣之精者為月。

9.精：《增韻》：凡物之純至者皆曰精。《黃帝內經素問·金匱真言》：夫精者，生之本也。《易·繫辭》：精氣為物。疏：陰陽精靈之氣，氤氳積聚而為萬物也。《左傳·昭公七年》：子產曰：用物精多，則魂魄強，是以有精爽至於神明。

10. 神：《說文》：天神，引出萬物者也。徐曰：申即引也，天主降氣，以感萬物，故言引出萬物。

11. 離：《易·離卦》：象曰：離，麗也。《玉篇》：離，明也。

12. 坎：《易》：卦名。《象傳》：習坎重險也。《說卦》：坎為水。

13. 推：《康熙字典》：移也。《詩經·大雅》：旱旣太甚，則不可推。疏：不可令之移去矣。推是遠離之辭。

14. 寒：《說文》：凍也。《釋名》：寒，捍也。捍，格也。《玉篇》：冬時也。《易·繫辭》：日月運行，一寒一暑。《尚書·洪範》：庶徵，曰雨，曰暘，曰燠，曰寒，曰風。傳：燠以長物，寒以成物。

15. 暑：《說文》：熱也。《釋名》：暑，煮也。熱如煮物也。《易·繫辭》：日月運行，一寒一暑。《正字通》：時令有大暑、小暑。

16. 蕩：《說文解字注》：《易》曰八卦相蕩，《左傳》震蕩播越，皆引申之義。《郊特牲》曰：滌蕩其聲。注：滌蕩猶搖動也。

17. 晝：《說文》：日之出入，與夜為界。《易·晉卦》：晝日三接。

18. 夜：《正韻》：日入為夜，與晝對。

讲 解

本段讲了天地日月之道，使用了八卦的概念、显现的现象，也使用了历法，使用了寒暑昼夜，用这种生活中能够理解的表现，来表明天地日月是怎么运行的。

要注意乾坤坎离，这是《易经》中的概念，《易经》讲的是从一到二，从二到四，从四到八，从八到六十四的数制变化，太极生两仪，两仪生四象（四象是太少阴阳），四象生八卦（先天数，乾一，兑二，离三，震四，巽五，坎六，艮七，坤八，这是邵雍在传的梅花易数、先天数里常用的），其中八卦配的是洛书。河图洛书中，河图讲的五行为金木水火土，其实五行把中间的土去掉就是四象；洛书配的是九宫，外围配的是八卦，把中间的五去掉，九宫、八卦就是在洛书体系中讲的。我们讲到的八风，包括风水、节气，都跟这有关系，是数制。数制在天地是有反映的，它是一个体系，一个制度，一个划分的层次。推荐的阅读中，这部分内容是要读的。

其中《易经》，尤其后面《十翼》，不管能不能读懂，先至少翻三五遍，混个脸熟，一定要有这个基础。

在整个阴阳的经卦里面，它是三个爻，纯阳的是乾，纯阴的是坤，然后坎和离各是中间的变性。坎——中间是阳，上下是阴，所以坎者，陷也，阳陷在阴中，于是认为是水，因为，水能够把图像倒映进去，形象是阳、光，然后进到旁边一片黑，水表面是黑的感觉，于是乎，这就是坎；离——上下面是阳，中间是阴，就是外面显现的，但里面是有中空的，离既是离散的离，也是离决的离。陷和离，对应的是水和火，在五行里，水和火讲的是"天一生水，地六成之；地二生火，天七成之；天三生木，地八成之；地四生金，天九成之；天五生土，地十成之"。这都是最基本的《易经》公式，就是一些数理模型，在谈天地生成的顺序。

日月著明，表示在运动，也表示感受到日月的照耀，于是精神受到感应，感到精神愉悦，那就是托精神于离坎。

神，《说文》：天神，引出万物者也。意思就是，我们这个世界，包括地球在内，是从天来的，是在天的神，万物是从这里来的。关于五运六气，《太始天元册》云："太虚寥廓，肇基化元。万物资始，五运终天。布气真灵，总统坤元。九星悬朗，七曜周旋。曰阴曰阳，曰柔曰刚。幽显既位，寒暑弛张。生生化化，品物咸章。"这其中谈到了整个星空的问题，然后在星空下来定义地球，定义人。有了天、地之后，接着有地面，人出于地面，是介于天地之间的中间产物。作为能量序来说，天地和人就是这样定义的，然后它跟植物和动物有关系，所以在风水里，植物和动物都很有讲究。比如，有时候来祸的时候，动物、植物就会出事，可以试着多观察。

军事上，三十六计中的败战计，有一计叫"美人计"，计策之所以能够成功，是因为有男女、日月、阴阳的这种感应，如果没有这感应，此计是不会成功的。所有的计策、战略、方法都要建立在人性和天道上，一定是天地有的东西，你假借着，最后才会成功。生理、病理的正用反用其实是一回事，救人和杀人也是一回事，所以，医学的道理很大，它是在研究整个天道。作为医生，一定要谨防"伸手不死带残"的情况发生，要有掌握患者性命的责任心，如此，就容易学好医。

建议大家除了学理之外，在现实中就算不看病，也要先练观察，平时多观察天地、日月、人。

见闻与体悟

1999 年，我在马赛学习临床精神病学期间，时间比较充裕，我经常去一些教堂、寺庙等文化场所。在一个越南裔的佛寺里，认识了一位八十多岁的越南华裔的法国老太太，她是从越南来到法国的，嫁给了一位法国人，获得了法籍。

这位元老太太认识我没多久，就希望我去她家看看，主要是看看她的屋子风水，海外华人都有些传统文化的信仰，当然，大家如今可以理解为古代的环境学。哈佛大学开设中国风水的课程，超过了三十年，也算是有国际影响力的国学吧。今天的故事就含有最简单的天地日月对人体健康的影响。

一个周末白天，我去了老太太家，问她有什么问题需要帮助，她告诉我，请我来，主要是她失眠比较严重，尤其她先生去世后。她一个人住在这三室两厅的房子，让我帮她看看，这房子有没有什么问题。

呵呵，这是本医生平生第一次被要求看阳宅治病，当然，我的理解，就是通过改变居住环境来改变健康状况。本质是这样，下来就是不同理论和技术支持了。

她住的房间，在西北角。而且房子的西北方向，是小区很大的一个游泳池，据说，一年四季都有水，虽然当时是夏天，仍然能感觉到池水的清凉。

虽然我验证了不少有意思的事儿。最后，我给老太太一条建议：把卧室换到西南角的那个有阳光的房子！后来，就有效了，她失眠缓解了。这是老太太告诉我的。怎么理解这个案例呢？大家可以思考一下。

02 条　性有燥湿

性有燥濕，材有剛柔，形有強弱，數有奇偶，肅肅出乎天，赫赫發乎地，兩者交通，變化以兆，浮游於太虛之中，孰能遁其橐籥乎。

——《聖濟經·體真篇·陰陽適平章第一》

注 释

1. 性:《說文》：人之陽氣性善者也。

又《中庸》：天命之謂性。《註》：性是賦命自然。

2. 燥:《說文》：乾也。《易·乾卦》：火就燥。《說卦》：燥萬物者，莫熯於火。

3. 濕:《說文》：水，出東郡東武陽，入海。《水經注》：濕水，出累頭山。一曰治水。

4. 材:《說文》：木梃也。徐曰：木勁直堪入於用者。《孟子》：材木不可勝用。

又《周禮·地官》：委人掌斂疏材。疏：材是木實，榛栗之屬。

又《周禮·冬官·考工記》：五材，金、木、水、火、土也。又六材，木工、金工、皮工、設色之工、刮磨之工、搏埴之工也。

5.形:《韻會》:形,體也。《漢書·楊王孫傳》:形骸者,地之有也。

6.數:《廣韻》:算數也。《羣經音辨》:計之有多少曰數。

7.交:《爾雅》:俱也。《廣韻》:共也,合也。《易·泰卦》:上下交,而其志同也。

8.通:《說文》:達也。《正韻》:徹也。《易·繫辭》:始作八卦,以通神明之德。《禮·學記》:知類通達。

又《康熙字典》:亨也,順也。《禮·儒行》:上通而不困。《註》:謂仕則上達乎君,不困于道德之不足也。《易·節卦》:不出戶庭,知通塞也。

又《康熙字典》:暢也。《爾雅》:四時和爲通正。《註》:通,平暢也。

9.變:《說文》:更也。《爾雅》:易也。《廣韻》:化也,通也。《增韻》:轉也。《正韻》:改也。《易·乾卦》:乾道變化。《易解》:自有而無謂之變,自無而有謂之化。

又《康熙字典》:動也。《禮·檀弓》:夫子之病革矣,不可以變。《註》:變,動也。《荀子·議兵篇》:機變不張。《註》:謂器械變動攻敵也。

10.化:《韻會》:天地陰陽運行,自有而無,自無而有,萬物生息則爲化。

11.兆:《說文》:灼龜坼也。《周禮·春官·大卜》:掌三兆之法,一曰玉兆,二曰瓦兆,三曰原兆。《註》:兆者,灼龜發于火,其形可占者。

又《康熙字典》：朕兆。《道德經》：我則泊兮，其未兆。《註》：意未作之時也。

12. 遁：《說文》：遷也。《玉篇》：逃也。

又《廣韻》：隱也，去也。

13. 橐：《康熙字典》：冶器也。《道德經》：天地之間，其猶橐籥乎。《註》：橐者外之櫝，所以受籥也。籥者內之管，所以鼓橐也。《淮南子·本經訓》：鼓橐吹埵，以消銅鐵。

14. 籥：《廣韻》：樂器，似笛。《爾雅·釋樂》：大籥謂之產，其中謂之仲，小者謂之約。《註》：籥，如笛，三孔而短小。《禮·文王世子》：秋冬學羽籥。疏：籥，笛也。籥聲出于中冬，則萬物藏于中云。

讲　解

天地阴阳有其常道，比如昼夜和四季的存在，从古至今，一如往常。天地阴阳亦有其变道。所谓一物一太极，物物各太极，万物皆有其性、材、形、数，而性、材、形、数本身，有阴亦有阳。生于天地之间的万物，上秉于气，下承于地，阴阳交互，万物有了生长变化的征兆，谁都逃不过。

见闻与体悟

我在多伦多行医的时候，有几个铁粉，其中，黄太太是之一，她先生姓黄，她本人姓钟。我的诊所生意能够继续下去，都感谢她们的照顾。

我给她们建议，预防四时感冒可服中成药藿香正气片，结果是我没想到的，整个多伦多的各个中药店的这个药，都被买光后，提价多次，涨价超过百分之一百。我见过黄太太在万锦广场一个超市中药柜台的买法。她问了一下售货小姑娘，有没有藿香正气片。当知道有的时候，直接告诉小姑娘买三十大盒。其实每大盒有六小盒，每小盒有二十小瓶，每小瓶有十片药，三万六千片！售货的小姑娘听说有人买货，很高兴，但是店里没有这么多。于是，黄太太就把店里的藿香正气片一扫而光！大家可能有点奇怪黄太太的购买行为。其实，有两个原因，一个是她们家族大，有二三十个家庭，其次是这个药在多伦多很好用。

为什么呢？多伦多周边都是世界著名的淡水湖，这就是性有燥湿。这对我们治疗感冒，是不是也能有点儿启发呢？

03 条　得于所性

　　得於所性，而周遍咸若，人爲備焉。是故或上或下，俯仰得之，或慘或舒，喜怒得之，或往或來，屈伸得之，或啓或閉，呼吸得之。以至一動靜一方圓，五藏六府賅而存焉。脈有尺寸，上下以別，氣有吹噓，清濁以分。或養形以全生，或受中以立命，左右縱橫，取足於身。未有偏勝獨隆，而底於安平者也。

——《聖濟經·體眞篇·陰陽適平章第一》

注　释

　　1.備：《康熙字典》：先具以待用也。《書·說命》：惟事事，乃其有備，有備無患。《左傳·僖公五年》：凡分至啓閉，必書雲物，爲備故也。

　　2.賅：《說文》：兼晐也。段玉裁注：《廣雅》晐、皆、咸也。按此晐備正字。今字則該賅行而晐廢矣。

　　3.安：《說文》：靜也。《廣韻》：徐也，止也。《益稷》：安汝止。《註》：謂止於至善也。

　　又《康熙字典》：寧也，定也。《齊語》：其心安焉，不見異物而遷焉。

又《康熙字典》：危之對也。《漢書·賈誼傳》：置之安處則安，置之危處則危。

讲 解

天地阴阳的常道与变道，在我们的生命里都有体现，证据都很充足。《六祖坛经》讲道："一切万法，不离自性。何期自性，本自清净；何期自性，本不生灭；何期自性，本自具足；何期自性，本无动摇；何期自性，能生万法。"与这里讲的完全可以匹配。尧传位给舜的时候说"天命在尔躬"。事实上，我们所拥有的生命本身是极其完美的，其囊括天地。在佛教里面也经常讲，心就是宇宙，所谓万法唯心。

读后感言

《内经》云："阴阳者，天地之道也，万物之纲纪，变化之父母，生杀之本始。"何为万物之纲纪？大曰纲，小曰纪，总之为纲，周之为纪，物无巨细，莫不由之，故为万物之纲纪。

何为变化之父母？《天元纪大论》曰：物生谓之化，物极谓之变。《易》曰：在天成象，在地成形，变化见矣。

何为生杀之本始？《六节藏象论》曰："生之本，本于阴阳。"则阴亦能生矣。故生于阳者，阴能杀之，生于阴者，阳能杀之，万物死生，皆由乎此，故谓之本始。

人生于天地之间，在我们举手投足、喜怒哀乐、呼吸空气之时，我们无时无刻不在变化着、生长着，这一切自然都应于天地，不离乎阴阳。

黄帝曰："夫自古通天者，生之本，本于阴阳。天地之间，六合之内，其气九州、九窍、五脏、十二节，皆通乎天气。"天有四时十二节，气候之所行也。人有四肢十二经，营卫之所通也。凡物之形而外者，为仪象之流行，藏而内者，为精神之升降，幽明动静，孰匪由天，故曰皆通于天气。

人受天地之气以立命，故曰气立。然必阴阳调和而后气立如故，不可偏阴，亦不可偏阳。

见闻与体悟

刚到多伦多，通过两个学生认识了一个台湾人的家庭。我这两个学生，他们自己专业开电脑公司，闲了有空，学中医很多年。

这个台湾家庭有个很可爱的小姑娘，叫 Jasmin。小姑娘七岁多了，只有一米左右高。按照她妈妈的说法就是，她吃东西少，每天放学回来，都给她妈妈看，她的水喝完了，打开饭盒，基本没吃。再者，一激动，就肚子痛，或者要上厕所。

肠胃的问题，当然是吃中药最好。她妈妈说，以前吃过汤药，一喝就吐，根本吃不进去。那好吧，那就先解决吃药就吐的问题！谁让中医的根本属性是工程学呢，总要有操作办法和进入路径吧。开了三剂药，每剂七味，居然顺利吃下去了，虽然，开始去抓药的时候，因为药味少，太便宜，第一家药店不给抓，因为还不够员工的工资呢，呵呵，工程嘛，总要各方利益都平衡才能运行，这就是中医伦理的部分。后来，不到三个月，Jasmin 的呕吐和厌食就好了。

病虽然好了，其实我多少还是不太明白为什么。又一次夏天，去她们家后院 BBQ，Jasmin 和别的小朋友玩棒球。当我看到她跑累的状况时，豁然开朗，明白了为什么。她的跑步，跟豹子一样，极其迅猛快速，周身上下，在跑步时，都充满了紧凑和张力！这就是偏胜独隆，没有安平。

04 条 觉此而冥焉

觉此而冥焉者，合陰陽於一德，知此而辨焉者，分陰陽於兩儀。飲食有節，起居有常，豐其源而嗇出，復其本而固存，吸新吐故以煉藏，專意積精以適神。

消息盈虛，輔其自然，保其委和，合彼大和，豈弊弊然以人助天哉。

——《聖濟經·體眞篇·陰陽適平章第一》

注 释

1.覺：《說文》：寤也。《廣韻》：曉也。《書·說命》：念終始典於學，厥德修罔覺。《公羊傳·昭公三十一年》：叔術覺焉。《註》：覺，悟也。《莊子·齊物論》：且有大覺，而後知此大夢也。《白虎通》：學之爲言覺也，悟所不知也。

2.知：《玉篇》：識也，覺也。《增韻》：喻也。《易·繫辭》：百姓日用而不知。《尚書·皋陶謨》：知人則哲，能官人。

3.冥：《說文》：幽也。

又《說文解字注》：釋言曰：冥，窈也。窈，深遠也。

4.辨：《說文》：判也。《廣韻》：別也。《易·乾卦》：問以辨之。《禮·學記》：離經辨志。註：辨，謂考問得其定也。《周礼·天官》：弊羣吏之治，六曰廉辨。註：辨，謂辨然於事分明，無有疑惑也。

5.煉：《說文》：鑠治金也。《論衡》：女媧氏銷煉五色石，以補蒼天。《玉篇》：今亦作鍊。

6.適：《說文》：之也。《廣韻》：往也。《正韻》：如也，至也。《詩·鄭風》：適子之館兮。《禮·曲禮》：將適舍，求毋固。

又《韻會》：主也，專也。

7.消：《說文》：盡也。又減也。《易·泰卦》：小人道消。消耗。《太玄經》：九事，七為消。註：消，意放散也。

8.息：《周禮·地宮》：以保息六養萬民。師古注：息謂生長。

9.盈：《說文》：滿器也。《博雅》：滿也，充也。

10.虛：《正韻》：空虛也。

11.委：《廣韻》：任也，屬也。《莊子·知北遊》：生非汝有，是天地之委和也。性命非汝有，是天地之委順也。子孫非汝有，是天地之委蛻也。《左傳·昭公元年》：徐吾犯之妹美，公孫楚聘之矣，公孫黑又使強委禽焉。

12.和：《廣韻》：順也，諧也，不堅不柔也。《書·堯典》：協和萬邦。

又《廣韻》：聲相應。《易·中孚》：鳴鶴在陰，其子和之。

讲解

觉此、知此都是明白的意思。明白有两种明白法，一种是冥也，就是合二为一了，冥就是水的意思，阴的意思；另一种是辨也，辨就是分。过去有解释为"冥者道心，辨者人心"，就是有神时和没神时的区分，浑然一气。

如练功练到一定程度时，会达到物我两忘的境界，人与人、人与物之间的界限会变淡甚至消失。也就是说，人和人之间的界限，会开始融合，由二元对立会慢慢减弱。佛教里有观法，就是对界进行观察，最后慢慢会有深刻的理解，最后会形成所谓的"同体大悲"。

消息盈虚，就是天地的生灭沉浮（消长）。消是减的意思，息是长的意思；减就是阴，长就是阳。在这里，消息就是盈虚。

辅其自然，就是顺着它的自然变化，你给它添把柴。这类似于在大海里划船，海浪是没法控制的，但是顺着海浪去冲浪，这是能做的。

保其委和，合彼大和。委和，委，《唐韵》：任也（顺也）。委和就是指跟着唱。大和，相当于集体大合唱。委和与大和，一个在天，一个在人。和，《易经》中讲同也，配也。

学习笔记

觉知，是我们认知世界的方式。对于阴阳有两种认知法：一种是冥，认为阴阳浑然一体，深奥幽远，于是将其合二为一来认识；一种是辨，认为阴阳相互对立，将其分开来认识。

《内经》云："阳为气，阴为味。气归精，味归形。"也就是说，饮食在味，为阴，以养形；起居在气，为阳，以养精。《类经》云："节饮食以养内，慎起居以养外，不妄作劳以保其天真。"可见，饮食和起居对于生命延续的重要性，想要健康长寿，就要饮食有节，起居有常，养精蓄锐。

在颐养精气方面，白乐天曰："吸阴阳之气，食天地之精，呼而出故，吸而入新。"方扬曰："凡亡于中者，未有不取足于外者也。故善养物者守根，善养生者守息，此言养气当从呼吸也。"李东垣《省言箴》曰："气乃神之祖，精乃气之子，气者精神之根蒂也，大矣哉！积气以成精，积精以全神，必清必静，御之以道，可以为天人矣，有道者能之。余何人哉，切宜省言而已。此言养身之道，以养气为本也。"

《阴阳应象大论》曰："精化为气。"《类经》云："故先天之气，气化为精，后天之气，精化为气，精之与气，本自互生，精气既足，神自王矣。虽神由精气而生，然所以统驭精气而为运用之主者，则又在吾心之神，三者合一，可言道矣。"

见闻与体悟

在张世杰老先生的学派中，醉针很有特色，也不轻易传授。开始的时候，我知道张老不练功，他自己说，他的扎针和喝酒，就是练功！后来明白了，这是纯功夫，是到了因地制宜、实事求是的境界。

为什么呢？喝完酒，尤其是喝大量高度酒后，人的气血精神，包括三观，就不一样了。这时候看待的生命，包括生理和病理，自然也不一样了。其中就有，觉此而冥焉者。

05 条　昧者方且

昧者方且，以陰虛陽實，欲致其實，陰乏陽饒，欲致其饒。於是自謂，吾能煉陰歸陽，卻老而全形，壽蔽天地，無有終時。殊不知，獨陽不生，獨陰不成。

——《聖濟經·體真篇·陰陽適平章第一》

注 釋

1. 昧：《說文解字注》：昧者，未明也。

2. 方：《康熙字典》：板也。《儀禮·聘禮》：不及百名，書於方。《註》：方，板也。《禮·中庸》：布在方策。《註》：方，板也，策也。

3. 且：《康熙字典》：同趄。行不進也。《易·夬卦》：其行次且。別作趑趄。

4. 虛：《正韻》：空虛也。

5. 實：《說文》：實，富也。《廣韻》：誠也，滿也。《增韻》：充也，虛之對也。《易·本義》：乾一而實，坤二而虛。《孟子》：充實之謂美，充實而有光輝之謂大。程頤曰：心有主則實，實則外患不能入。

6. 乏：《韻會》：無也。《孟子》：空乏其身。《禮·月令》：季春，命有司振乏絕。《註》：暫無日乏。

7. 饒：《玉篇》：多也，飽也，豐也，厚也，餘也。又益也，贍也。《禮·曲禮》：大饗不問卜，不饒富。《註》：富之言備也。備而已，勿多於禮也。《漢書·张陈王周傳》：平既娶張氏女，資用益饒。

8. 生：《玉篇》：產也。《博雅》：人十月而生。《穀梁傳·莊公二年》：獨陰不生，獨陽不生，獨天不生，三合然後生。

9. 成：《說文》：就也。《廣韻》：畢也。凡功卒業就謂之成。

讲 解

在人们本性里，会有一个误区，喜欢实的饶的，喜欢高大上的。在养生中，喜欢马拉松，喜欢爬喜马拉雅山，喜欢竞技运动等等。很多人吃了点补药，精神抖擞的时候，就以为自己获得了长生的秘诀，但他不知道，这不是人的常态。很多老人也都这样，补点钙，就觉得自己年轻了十岁。而且，由于阳气盛了，就觉得自己很高大，其实这是幻觉！当然，所谓的温阳派也是犯此类毛病，不讲阴阳平秘的生理原则了。

国外一些明星，为了保持青春去打激素，一时的效果的确很显著，但患癌的概率增加不少。由于系统不匹配，开始越强，后面就一定越弱，就好比给一辆牛车装上飞机引擎，牛车显然跑不了，也飞不了，一动就散架了。我们要寻找出自身的自洽和平衡，达到阴阳适平，才是生命的常态，方能持久。不要总用统计学的标准，统计学的标准是一个无奈的标准，在具体的问题上是没有指导意义的。

独阳不生，独阴不成，其中的生和成，讲的是人的生和成。从人道的角度讲，人是最尊贵的。我们要服务于人道，而不是自杀，或者献身于其他的境界或是神灵，这一点是最重要的。万物以人为灵，人为最大，这是人本主义。这点很重要。医学，是对生命的终极关怀。

见闻与体悟

现代竞技体育，包括现代健身，总以彰显强悍，速度和力量作为目标，或许这是对健康的肤浅认识吧。尤其，吃了兴奋剂，合法的或不合法的，更是觉得自己找到了强壮健康的秘诀！但这是短暂的！中长期会有大问题。

这就是，阴乏阳饶，欲至其饶，然后，炼阴归阳，能有好的健康结果吗？

06 条　风火之类

風火之類，陽化氣也，寒濕之類，陰化氣也。

陽勝則振拉摧拔，炎烈沸騰，故其動，掉眩瘨疾，炎灼妄擾。

陰勝則冰雪霜雹，震驚飄驟，故其動，漂泄沃涌，濡積並稽。

天地之氣，弗得其平，猶有愆伏之患，人而並毗可乎。

故曰，陰不勝陽，則脈流薄疾，並乃狂，陽不勝陰，則五臟氣爭，九竅不通。

——《聖濟經·體真篇·陰陽適平章第一》

注　释

1. 愆：《說文》：過也。

又惡疾曰愆。《左傳·昭公二十六年》：王愆於厥身。

2. 伏：《廣韻》：匿藏也。《書·大禹謨》：嘉言罔攸伏。《詩·小雅》：潛雖伏矣。《史記·樂書》：羽者嫗伏，毛者孕鬻。《前漢·趙廣漢傳》：發奸摘伏如神。

3. 並：《說文》：相從也。

4. 毗：《莊子·在宥》：人大喜邪毗於陽，大怒邪毗於陰。

《註》：司馬云：毗，助也。一曰幷也。

5. 陰不勝陽，則脉流薄疾，並乃狂：《類經》：薄，氣相迫也。疾，急數也。並者，陽邪入於陽分，謂重陽也。陰不勝陽則陽邪盛，故當為陽脈陽證之外見者如此。

6. 陽不勝陰，則五臟氣爭，九竅不通：《類經》：邪在陰分則臟氣不和，故有所爭。上七竅，五官也。下二竅，二陰也。九竅之氣，皆屬於臟，陽不勝陰則陰邪盛，故當為陰病之內見者如此。

讲解

本段讲病理性气化。首先是阳气过盛了，天地会出现什么，然后讲人会出现什么，最后谈到了阴不胜阳，脉流薄疾，以及阳不胜阴，五脏气争，九窍不通。

阴不胜阳，脉流薄疾，如狂证。很多自闭或者发育迟缓的小孩，以及偏瘫的患者，都是脉流薄疾。急脉、数脉本身就属阳，《内经》云"阳盛则狂"，是一个基本的阴阳理论，这对于后面来判断一些疾病，会很有用处。

阳不胜阴，五脏气争，九窍不通，如痫证。那种突然晕死的患者，就属于阴气过盛闭住了。还有那种，一着凉之后，突然间失聪、失音或者失明的，也是阴气太盛了。这就是"阳不胜阴，九窍不通"的表现。对于这种爆发性的失聪、失音或者失明，只要把气一通，疗效立竿见影，奇效如神。所以，大家一定要知道，学道理之后，把把都是治法。

不要觉得学道理亏了，只要你学得扎实，把道理学通了，自然而然地一推，就推出治法了，然后临证中验证验证，这类问题就解决了。学会一套理论和方法，能解决 60% ～ 80% 的问题，这就是学道理的好处。正如吴鞠通所说，"历代名医以明理为要务"，因为能达到执一御万的境界。

见闻与体悟

阳不胜阴，九窍不通，这句话，在生活中很常见。最简单的就是受寒了，哑了、瞎了、聋了。

1994 年冬天，在西安洒金桥云居寺，有位终南山下来念经的和尚，举办完法会，声音就发不出了，我看了看，去斋房洗了一块姜，陪着他一起吃了。两分钟，声音就出来了。这就是阴寒闭窍，姜热一通，自然转危为安了！当然，这类方法，只能自己使用，不适合资本主义的市场化需求。

07 条　昔之圣人

昔之聖人，原微針灸焫，必辨南北之方宜，論可下可汗，必明地理之高下。

其審陰陽如此，則和養之術，朝夕所從事者，宜如何哉。

——《聖濟經·體眞篇·陰陽適平章第一》

注　释

1. 針:《方書》: 針灸法。互詳後針字註。

2. 灸:《說文》: 灼也。《增韻》: 灼體療病也。《史記·扁鵲倉公列傳》: 形弊者，不當關灸鑱石及飲毒藥也。

3. 針灸:《黄帝内經素問·病能論》: 有病項癰者，或石治之，或針灸治之。針灸是針法、灸法的合稱。針法是應用特種針具，刺激經絡穴位以防治疾病的方法; 灸法是以艾爲主要材料，熏灼經絡穴位以防治疾病的方法。

4. 焫:《說文》: 燒也。

5. 審:《說文》: 悉也。徐鉉曰: 能包覆而深別之也。《增韻》: 詳也，熟究也。《書·說命》: 乃審厥象，俾以形旁，求於天下。《中庸》: 審問之。《禮·樂記》: 審聲以知音，審音以知樂，審樂以知政，而治道備矣。

讲 解

本段讲治疗的道理。无论用针还是用灸，我们一定要辨天时、地利，首先要把阴阳先辨清，因为阴阳是病机属性最主要的方面。

顺应天地自然，在系统内长生久世，这就需要讲天地阴阳。所以，无论治病还是养生，必须以大的系统规律来考察和安排，必须适于天地之道。

见闻与体悟

大家给患者做过艾灸过吗？尤其冬天在黑龙江，零下三十来度的时候。

我 1990 年冬天去七台河，给我奶奶看病，她患喘憋，肺心病，艾灸有效，但是不容易显效，每次都灸三个来小时，才能产生平时在西安二三十分钟的效果。这就是，微针灸焫，必辨南北。

08 条　天地阴阳属性 *

　　黄帝曰：陰陽者，天地之道也，萬物之綱紀，變化之父母，生殺之本始，神明之府也。治病必求於本。

　　故積陽為天，積陰為地。陰靜陽躁，陽生陰長，陽殺陰藏，陽化氣，陰成形。寒極生熱，熱極生寒，寒氣生濁，熱氣生清。清氣在下，則生飧泄；濁氣在上，則生䐜脹。此陰陽反作，病之逆從也。

　　故清陽為天，濁陰為地；地氣上為雲，天氣下為雨；雨出地氣，雲出天氣。故清陽出上竅，濁陰出下竅；清陽發腠理，濁陰走五藏；清陽實四肢，濁陰歸六府。

　　　　　　　　　　　　——《素問·陰陽應象大論》

注 释

　　1. 陰陽者，天地之道也：《類經》：道者，陰陽之理也。陰陽者，一分為二也。太極動而生陽，靜而生陰，天生於動，地生於靜，故陰陽為天地之道。

　　2. 萬物之綱紀：《類經》：大曰綱，小曰紀，總之為綱，周之

---

* 本条乃《素问》原文，补《圣济经》论述之不足。

為紀，物無巨細，莫不由之，故為萬物之綱紀。王氏曰，滋生之用也，陽與之正氣以生，陰為之主持以立者，亦是。

3. 變化之父母：《類經》：《天元紀大論》曰：物生謂之化，物極謂之變。《易》曰：在天成象，在地成形，變化見矣。朱子曰：變者化之漸，化者變之成。陰可變為陽，陽可化為陰。然而變化雖多，無非陰陽之所生，故為之父母。

4. 生殺之本始：《類經》：生殺之道，陰陽而已，陽來則物生，陽去則物死。凡日從冬至以後，自南而北謂之來，來則春為陽始，夏為陽盛，陽始則溫，溫則生物，陽盛則熱，熱則長物；日從夏至以後，自北而南謂之去，去則秋為陰始，冬為陰盛，陰始則涼，涼則收物，陰盛則寒，寒則藏物。此陰陽生殺之道也。然如下文曰陽生陰長，陽殺陰藏，則陽亦能殺，陰亦能長矣。《六節藏象論》曰生之本，本於陰陽，則陰亦能生矣。故生於陽者，陰能殺之，生於陰者，陽能殺之，萬物死生，皆由乎此，故謂之本始。本，根本也。始，終始也。

5. 神明之府也：《類經》：神，變化不測也。明，三光著象也。府，所以藏物也。神明出於陰陽，故陰陽為神明之府。此自首節陰陽二字，一貫至此，義當聯玩。

6. 治病必求於本：《類經》：本，致病之源也。人之疾病，或在表，或在里，或為寒，或為熱，或感於五運六氣，或傷於臟腑經絡，皆不外陰陽二氣，必有所本。故或本於陰，或本於陽，病變雖多，其本則一。知病所從生，知亂所由起，而直取之，是為得一之道。譬之伐木而引其柢，則千枝萬葉，莫得弗從矣。倘但知見病治病，而不求其致病之因，則流散無窮。此許學士所謂廣絡原野，以冀一人之獲，誠哉疏矣。

7. 故積陽為天，積陰為地：《類經》：陰陽體象，大小不同，形氣生成，不積不厚，故必積陽至大而為天，積陰至厚而為地。

8. 陽生陰長，陽殺陰藏：《類經》：此即四象之義。陽生陰長，言陽中之陽陰也；陽殺陰藏，言陰中之陰陽也。蓋陽不獨立，必得陰而後成，如發生賴於陽和，而長養由乎雨露，是陽生陰長也；陰不自專，必因陽而後行，如閉藏因於寒冽，而肅殺出乎風霜，是陽殺陰藏也。此於對待之中，而復有互藏之道，所謂獨陽不生，獨陰不成也。如《天元紀大論》曰：天以陽生陰長，地以陽殺陰藏。一曰陽之和者為發生，陰之和者為成實，故曰陽生陰長。陽之亢者為焦枯，陰之凝者為固閉，故曰陽殺陰藏。此以陰陽之淑慝言，於義亦通。

9. 陽化氣，陰成形：《類經》：陽動而散，故化氣。陰靜而凝，故成形。

10. 寒極生熱，熱極生寒：《類經》：陰寒陽熱，乃陰陽之正氣。寒極生熱，陰變為陽也；熱極生寒，陽變為陰也。邵子曰：動之始則陽生，動之極則陰生；靜之始則柔生，靜之極則剛生。此《周易》老變而少不變之義。如人傷於寒，則病為熱，本寒而變熱也；內熱已極，而反寒栗，本熱而變寒也。故陰陽之理，極則必變。

11. 寒氣生濁，熱氣生清：《類經》：寒氣凝滯，故生濁陰。熱氣升散，故生清陽。

12. 清氣在下，則生飧洩；濁氣在上，則生䐜脹：《類經》：清陽主升，陽衰於下而不能升，故為飧洩；濁陰主降，陰滯於上而不能降，故為䐜脹。飧洩，完谷而洩也。䐜脹，胸膈滿也。飧音孫。䐜音嗔。

13. 此陰陽反作，病之逆從也：《類經》：作，為也。此字，承上文治病必求其本以下而言。如陰云長，陽云殺，寒生熱，熱生寒，清在下，濁在上，皆陰陽之反作，病之逆從也。順則為從，反則為逆，逆從雖殊，皆有其本，故必求其本而治之。

14. 故清陽為天，濁陰為地；地氣上為雲，天氣下為雨；雨出地氣，雲出天氣：《類經》：此下言陰陽精氣之升降，以見天人一理也。天地者，陰陽之形體也。雲雨者，天地之精氣也。陰在下者為精，精者水也，精升則化為氣，雲因雨而出也；陽在上者為氣，氣者雲也，氣降則化為精，雨由雲而生也。自下而上者，地交於天也，故地氣上為雲。又曰雲出天氣。自上而下者，天交於地也，故天氣下為雨。又曰雨出地氣。《六微旨大論》曰：升已而降，降者謂天；降已而升，升者謂地。天氣下降，氣流於地；地氣上升，氣騰於天。可見天地之升降者，謂之雲雨；人身之升降者，謂之精氣。天人一理，此其為最也。

15. 故清陽出上竅，濁陰出下竅：《類經》：本乎天者親上，本乎地者親下也。上竅七，謂耳目口鼻。下竅二，謂前後二陰。

16. 清陽發腠理，濁陰走五臟：《類經》：腠理，肌表也。陽發散於皮膚，故清陽歸之。陰受氣於五臟，故濁陰走之。腠音湊。

17. 清陽實四肢，濁陰歸六腑：《類經》：四肢為諸陽之本，故清陽實之。六腑傳化水谷，故濁陰歸之。

见闻与体悟

治病必求于本，这句话好说不好做。且不论头痛医头这样的蝼蚁短视思维，就算是懂得了头痛医脚，可以使用经络的逻辑相关性治病，就达到了治病求本的要求吗？这里的本，包括阴阳，而不限于阴阳。

2000 年夏天，我在西安准备法语版的 GMAT 考试，一不小心，感冒了。本来应该首先考虑清凉解表，处于自己好奇的特性，我就偏偏用辛温的药物试一试，结果是，吃了两天药，不但没有好转，而且还出现了更严重的恶寒现象，甚至出现了寒战，也就是要高烧了。其实，裴永清老师传授的伤寒学派认为，普通外感病治疗，两小时内退烧，六小时内各项生化指标转变正常，这是"标配"。很明显，我的治疗思路没有形成有效的结果，不符合我平时治疗外感的做法。于是，我转向了清凉解表，弄了点儿薄荷，跟清茶一起泡，放了几块冰糖，一杯喝下去，微汗一出，瞬间恶寒消失。这就是阴阳之道，治病必求于本吧。

09条　阴阳运动[*]

　　水為陰，火為陽。陽為氣，陰為味。味歸形，形歸氣，氣歸精，精歸化，精食氣，形食味，化生精，氣生形。味傷形，氣傷精。精化為氣，氣傷於味。

　　陰味出下竅，陽氣出上竅。味厚者為陰，薄為陰之陽。氣厚者為陽，薄為陽之陰。味厚則泄，薄則通。氣薄則發泄，厚則發熱。壯火之氣衰，少火之氣壯。壯火食氣，氣食少火。壯火散氣，少火生氣。氣味，辛甘發散為陽，酸苦涌泄為陰。

　　陰勝則陽病，陽勝則陰病。陽勝則熱，陰勝則寒。重寒則熱，重熱則寒。寒傷形，熱傷氣。氣傷痛，形傷腫。故先痛而後腫者，氣傷形也，先腫而後痛者，形傷氣也。

　　風勝則動，熱勝則腫，燥勝則乾，寒勝則浮，濕勝則濡瀉。

　　　　　　　　　　　　　　　　——《素問·陰陽應象大論》

注　释

　　1.水為陰，火為陽：《類經》：水潤下而寒，故為陰。火炎上而熱，故為陽。水火者，即陰陽之徵兆；陰陽者，即水火之性

_____

[*] 本条乃《素问》原文，补《圣济经》论述之不足。

情。凡天地萬物之氣，無往而非水火之運用，故天以日月為水火，易以坎離為水火，醫以心腎為水火，丹以精炁為水火。夫腎者水也，水中生氣，即眞火也；心者火也，火中生液，即眞水也。水火互藏，乃至道之所在，醫家首宜省察。

2. 陽為氣，陰為味：《類經》：氣無形而升，故為陽。味有質而降，故為陰。此以藥食氣味言也。

3. 味歸形，形歸氣：《類經》：歸，依投也。五味生精血以成形，故味歸於形。形之存亡，由氣之聚散，故形歸於氣。

4. 氣歸精：《類經》：氣者，眞氣也，所受於天，與穀氣並而充身者也。人身精血，由氣而化，故氣歸於精。

5. 精歸化：《類經》：精者，坎水也，天一生水，為五行之最先。故物之初生，其形皆水，由精以化氣，由氣以化神，是水為萬化之原，故精歸於化。

6. 精食氣，形食味：《類經》：食，如子食母乳之義。氣歸精，故精食氣。味歸形，故形食味。

7. 化生精：《類經》：萬物化生，必從精始，故化生精。前言精歸化者，言未化之前，由精為化也。此言化生精者，言既化之後，由化生精也。

8. 氣生形：《類經》：氣聚則形生，氣散則形死也。

9. 味傷形，氣傷精：《類經》：味既歸形，而味有不節，必反傷形。氣既歸精，而氣有失調，必反傷精。

10. 精化為氣：《類經》：精化為氣，謂元氣由精而化也。《珠玉集》：水是三才之祖，精為元炁之根。其義即此。然上文既云氣歸精，是氣生精也，而此又曰精化氣，是精生氣也。二者似乎相反，而不知此正精氣互根之妙，以應上文天地雲雨之義也。夫陽化氣，即雲之類；陰成形，即雨之類。雨乃不生於地而降於天之雲，氣歸精也。雲乃不出於天而升於地之氣，精化為氣也。人身精氣，全是如此。故氣聚則精盈，精盈則氣盛，精氣充而形自強矣。帝所以先舉雲雨為言者，正欲示人以精氣升降之如此耳。

11. 氣傷於味：《類經》：上文曰味傷形，則未有形傷而氣不傷者。如云味過於酸，肝氣以津，脾氣乃絕之類，是皆味傷氣也。

12. 陰味出下竅，陽氣出上竅：《類經》：味為陰故降，氣為陽故升。

13. 味厚者為陰，薄為陰之陽；氣厚者為陽，薄為陽之陰：《類經》：此言氣味之陰陽，而陰陽之中，復各有陰陽也。味為陰矣，而厚者為純陰，薄者為陰中之陽；氣為陽矣，而厚者為純陽，薄者為陽中之陰。

14. 味厚則洩，薄則通；氣薄則發洩，厚則發熱：《類經》：陰味下行，故味厚者能洩於下，薄者能通利；陽氣上行，故氣薄者能洩於表，厚者能發熱也。

15. 壯火之氣衰，少火之氣壯。壯火食氣，氣食少火；壯火散氣，少火生氣：《類經》：火，天地之陽氣也。天非此火，不能生物；人非此火，不能有生。故萬物之生，皆由陽氣。但陽和之火則生物，亢烈之火反害物，故火太過則氣反衰，火和平則氣乃壯。壯火散氣，故云食氣，猶言火食此氣也。少火生氣，故云食火，猶言氣食此火也。此雖承氣味而言，然造化之道，少則壯，壯則衰，自是如此，不特專言氣味者。

16. 氣味辛甘發散為陽，酸苦涌泄為陰：《類經》：此言正味之陰陽也。辛散甘緩，故發肌表。酸收苦洩，故為吐瀉。

17.陰勝則陽病，陽勝則陰病：《類經》：此下言陰陽偏勝之為病也。陰陽不和，則有勝有虧，故皆能為病。

18.陽勝則熱，陰勝則寒：《類經》：太過所致。

19.重寒則熱，重熱則寒：《類經》：物極則變也。此即上文寒極生熱、熱極生寒之義。蓋陰陽之氣，水極則似火，火極則似水，陽盛則隔陰，陰盛則隔陽，故有真寒假熱、真熱假寒之辨，此而錯認，則死生反掌。重，平聲。

20.寒傷形，熱傷氣：《類經》：寒為陰，形亦屬陰，寒則形消故傷形。熱為陽，氣亦屬陽，熱則氣散，故傷氣。

21.氣傷痛，形傷腫：《類經》：氣欲利，故傷之則痛。形有質，故傷之則腫。

22.故先痛而後腫者，氣傷形也；先腫而後痛者，形傷氣也：《類經》：氣先病而後及於形，因氣傷形也。形先病而後及於氣，因形傷氣也。

23.風勝則動：《類經》：風勝者，為振掉搖動之病，即醫和云風淫末疾之類。

24.熱勝則腫：《類經》：熱勝者，為丹毒癰腫之病，即醫和云陽淫熱疾之類。

25.燥勝則乾：《類經》：燥勝者，為津液枯涸、內外乾澀之病。

26.寒勝則浮：《類經》：寒勝者陽氣不行，為脹滿浮虛之病，即醫和云陰淫寒疾之類。

27.濕勝則濡瀉：《類經》：脾惡濕而喜燥，濕勝者必侵脾胃，為水谷不分濡瀉之病，即醫和云雨淫腹疾之類。濡音如，濕滯也。

10条　天一而地二

天一而地二，北辨而南交，精神之運已行矣。擬之於象，則水火也，畫之於卦，則坎離也。兩者相須，彌滿六合，物物得之，況於人乎。

——《聖濟經·體眞篇·精神內守章第二》

注　释

1. 辨：《廣韻》：別也。

又《楚辭·九辨註》：辨者，變也。

2. 交：《小爾雅》：俱也。《廣韻》：共也，合也。《易·泰卦》：上下交，而其志同也。

3. 精：《康熙字典》：靈也，眞氣也。《易·繫辭》：精氣為物。疏：陰陽精靈之氣，氤氳積聚而為萬物也。《左傳·昭公七年》：子產曰：用物精多，則魂魄強，是以有精爽至於神明。

4. 神：《說文》：天神，引出萬物者也。徐曰：申卽引也，天主降氣，以感萬物，故言引出萬物。

5. 坎：卦名。《象傳》：習坎重險也。《說卦》：坎為水。

6. 離：卦名。《易·離卦》：離，麗也。《玉篇》：離，明也。

7. 須：《康熙字典》：資也，用也。與需通。疏：**此皆氣倦體**

罷所須若此，故題云須屬也。

又《康熙字典》：待也。《易·歸妹》：歸妹以須。

8.六合：《黄帝内經素問·生氣通天論》：夫自古通天者，生之本，本於陰陽。天地之間，六合之内，其氣九州九竅，五臟十二節，皆通乎天氣。王冰注：六合謂四方上下也。

讲解

这一段先讲天地，后讲精神。精神，不仅人具备，天地也具备，人的精神只是天地精神的一部分。将人聚集起来所形成的精神，比个体精神大，就像组场一样。我们身体之气是天地之气的一部分，与天地之间也是有感应的。比如风，风有自然之风，有人为之风，一个人走路的时候，上下有风，那几万人运动肯定也会有风。过去说百人以上一起走，天象会变（天上云彩会变）。

当人聚集在一起，产生的脑频趋于一致，或者出现共鸣的时候，就会有一种能量出现，这就是比个体大的精神，而天地精神比它更大。所谓"大医医国，中医医人，小医医病"，这不是文人理想的噱头，而是具有可操作性的。

11 条　精神生于道

蓋精神，生於道者也，陰陽造化之機，在是矣。然精全則神旺，精耗則神衰。

唯天下之至精，為能合天下之至神，故其為物也不貳，則其生物也不測。以精集神，而神於是乎可保，以神使形，而形於是乎可踐。深於道者能之。

——《聖濟經·體眞篇·精神內守章第二》

注　釋

1. 精:《康熙字典》：靈也，眞氣也。《易·繫辭》：精氣為物。疏：陰陽精靈之氣，氤氳積聚而為萬物也。《左傳·昭公七年》：子產曰：用物精多，則魂魄強，是以有精爽至於神明。

2. 神:《說文》：天神，引出萬物者也。徐曰：申卽引也，天主降氣，以感萬物，故言引出萬物。

又《皇極經世》：天之神棲乎日，人之神棲乎目。

3. 機:《說文》：主發謂之機。《尚書·太甲》：若虞機張，往省括於度則釋。《尚書大傳》：捕獸機檻陷。《大學》：其機如此。註：發動所由。疏：關機也。動於近，成於遠。

4. 集:《玉篇》：合也。《廣韻》：聚也，會也，同也。《史記·秦始皇本紀》：天下雲集響應。《漢書·晁錯傳》：動靜不集。
師古曰：集，齊也。《史記·司馬相如列傳》：鱗集仰流。

5. 保：《康熙字典》：任也。《周禮·地官》：令五家爲比，使
之相保。註：保猶任也。

6. 使：《康熙字典》：令也，役也。《詩經·豳風》：說以使民。
《禮·曲禮》：六十曰耆指使。註：指事使人也。《管子·樞言》：
天以時使，地以材使，人以德使，鬼神以祥使，禽獸以力使。

7. 形：《韻會》：形，體也。《漢書·楊王孫傳》：形骸者，地
之有也。踐：《說文》：履也。《禮·曲禮》：修身踐言。註：踐，
履也。

讲 解

此段谈了很重要的精和神的问题，是二分法谈道。强调了精
在生命运动中的重要性和根本性，是古人所讲合理节制欲望的相
关理论根据。

精神，生于道者也，阴阳造化之机。只要谈生命，谈天地造
化，就要谈精和神，精和神必须相持、相感、抱一，这样才能生
出同一个东西，才能表现出不可理解的一种魅力。

以精集神，以神使形，这里的"形"当精来理解。

深于道者能之，就是说，只有对阴阳交感、阴阳变化理解很
深的人才能做到。

讲一则医案。大学毕业后，我去了西安市中医院，有天晚
上值夜班，一个护士跟我说她老公高烧，一天输了六瓶液体，包
括激素之类药物，但还是高烧四十多度不退，问我有没有什么办

法。我摸了脉，然后让她弄点热水，给她老公泡脚。一泡脚，汗一出来，体温降了两度。十来分钟后，烧退了。这就是感应的问题。

一定要明白，无论扎针还是用药，都有感应的问题。医疗的本质是调动身体内在的生命力。这其中最重要的就是交感，交感就是以阴感阳、以阳感阴。水流湿，火就燥，就是以阳感阳，比如干燥容易燃烧，而潮湿容易来水。人与人也一样，有时男女好沟通，有时男的和男的、女的和女的好沟通，这都是感应。到底用什么招，存乎其人。在不同的时空中，有不同的手段，不同的理解。用药也一样，没有万能的通治方。

学习感言

精气和神志，两者相抟、相感、抱一，合称为精神。精神，生于天地自然之道，是生命正常运行、保有生息的关键驱动力。因此，日常生活中，如果保持精气完好，会使神志充沛，脑子好使；反之，耗泄精气，会使神志减弱，明显有脑力不够用的感觉。只有最高级的精气，能合最高级的神志，二者浑然一体，能产生无限的可能。精气汇聚神志，则神志能发挥巨大作用。神志指使身体，则身体能付诸行动。只有对阴阳交感、阴阳变化理解很深的人才能做到。

现实生活中，高强度的工作，让我们无法停下脚步，更无法停下大脑。加班是日常之事，频繁切换城市也是日常之事，我们随时随地被各种情况干扰着，要处理各种事务。夜深了，本该洗洗睡了，可内心不甘，还想用仅存的一丝自由，让自己放飞一刻，休息休息，于是玩着游戏，追着剧，直到精疲力尽，沉沉睡去，然后，在闹铃中惊醒，慌乱中重复新的一天，靠咖啡浓茶度日。

现实中，我们或许都有过如此的经历，又或许正经历着这一切。玩游戏或是看剧，真的能让我们休息吗？事实上，当我们在玩在看的时候，是需要消耗精气来调用神志的，越兴奋，消耗越快，长此以往，恶性循环，我们就出现丢三落四、健忘的情况，精力越来越差，脑子越来越不够用。

我们所以为的"休息"，正在加速自身的消耗，离健康的状态越来越远。

12 条　精太用则竭

夫何故精太用则竭，其屬在腎，專以嗇之可也，神太用則勞，其藏在心，靜以養之可也。

唯靜專，然後可以內守。

——《聖濟經·體眞篇·精神內守章第二》

注　释

1. 靜:《增韻》: 動之對也。《易·坤卦》: 至靜而德方。

又《廣韻》: 和也。

2. 專:《廣韻》: 壹也，誠也。《增韻》: 純篤也。《易·繫辭》: 夫乾，其靜也專。《孟子》: 不專心致志，則不得也。

讲　解

这段是在提醒大家，不能累着，不能过劳。身体、脑力、房事、饮食等，任何一方面过了都要出灾，所谓"亢则害，承乃制"，我们都要省着点。

淫，《康熙字典》:"溢也，过也。"《尚书·大禹谟》:"罔淫于乐"。在过去讲，淫就是过。何为病？过与不及皆为病，气乱则病，这是病的两个方面。最后点题，唯静专可以内守。

患多动症小孩就是不能静专，专心不下来。

讲一个病例。那年刚去多伦多，给一个家庭医生做助手，来了一个印巴人，不到 30 岁，部门经理，他的主诉就是注意力集中不了，很难超过 30 秒。我一搭脉，脉有点空，表示精气不足了，于是，我补了两针肾经，补了两针手厥阴经，一共四针，留针十几分钟，然后拔针。拔针后，让他盯着电脑看，那人认认真真看了 15 分钟。临床中的实证很重要，就是你在看病时，确实要让患者有一个治疗前后的认知，不管治疗是否有效。

学完理论之后，就能明白这个操作的标准、合理之处，结果出现的必然性。其中包括儿童的多动症，小孩学习注意力不集中，不够聪明，怎么处理知道吗？补精气。

13 条　凝于太一

　　蓋凝於太一者，無非水也，蒸爲雲雨，湛爲淵泉，浚其本而正固之，則派雖逝矣，所以在源者常存。

　　應次二者，無非火也，擊石而光發，鑽木而煙飛，傳其薪而更續之，則緣雖盡矣，所以在性者不滅。

　　自跡觀之，疑若判矣，要其功用之所歸，則相逮而爲既濟。

《聖濟經·體眞篇·精神內守章第二》

注　釋

　　1.派:《說文》: 別水也。一曰水分流也。《吳都賦》: 百川派別，歸海而會。

　　2.源:《說文》: 水泉本也。《禮·月令》: 爲民祈祀山川百源。《註》: 衆水始出爲百源。

　　3.緣:《玉篇》: 因也。

　　4.濟既: 既，《玉篇》: 已也;《博雅》: 盡也。濟，《康熙字典》:成也。《左傳·僖公二十年》: 以欲從人則可，以人從欲鮮濟。既濟，卦名。離下坎上，坎爲水，離爲火，水火相交，水在火上。水爲血，火爲氣，水火既濟，則血氣爲之日改月化而變革矣。

讲 解

太一就是天一的意思，天一生水，水就是一。注意大、天、太这三个字，其中最大的是天。在我们的古代哲学里，没有比天再大的。太也是大。太一就是天一，是指整个宇宙（universe）。

应次二者谓之火，火就是二，是离的意思。

"缘虽尽矣，所以在性者不灭"，与前文"派虽逝矣，所以在源者常存"互文。木生出火来，木就没了，这个现象或过程，就是缘。虽然这个现象或过程没了，但是作为火的本性（属性）不灭，它还是火，还有能量存在。

自迹观之，疑若判矣，要其功用之所归，则相逮而为既济。迹，就是痕迹、现象。疑若就是好像是。判，就是分开。从痕迹和现象来说，怀疑它们是不相干的两个体系。因为从表面看，一个要凝成水，一个要变成火，两者没有关系。但是，从其的实质、功用以及所代表的方向来看，它们是相互依存而既济的，即水火既济。针对现象进行表述和观察的时候，是二元对立的，但是真正运行的时候，是一元的。

举个例子，比如你和你老公，从表面上看是两个人，但当家里遇到事的时候，这里面的界限有时候就会很模糊。两个人相处时间越长，在一起的界限越说不清。身体也一样，手心手背，从表面上看两个东西，你能把它割裂吗？哪个水里没点能量，哪个空气里面没点物质呢？有纯能量或者纯物质存在吗？所以，还是要研究天地万物的交合、感应，阴阳相待、相扣。

14 条 修真蔽于补养

彼修眞者，蔽於補養，輕餌藥石。

陽劑剛勝，積若燎原，為消狂癰疽之屬，則天癸竭而榮潤。陰劑柔勝，積若凝冰，為洞泄寒中之屬，則眞火微而衛散。

其或探元立本，自索於形體之中，息慮坐觀，疑若有得矣。

復持還精補腦，神光纏綿五藏之論，未免狥於方士。

——《聖濟經·體眞篇·精神內守章第二》

注 释

1. 天癸：《黄帝内經太素》：天癸，精氣也。

2. 榮：通營，即營氣。《素問·痹論》：榮者，水穀之精氣也。營氣指由飲食水谷之氣所化，運行於經絡，對全身起濡養作用的精微之氣。營氣生於水穀，源於脾胃，出於中焦，具有化生血液、營養周身的功能。《靈樞·邪客》：營氣者，泌其津液，注之於脈，化以為血，以榮四末，内注五臟六腑。

3. 眞火：即腎陽。腎陽又稱元陽、眞陽、眞火、命門之火、先天之火，是腎之陽氣。腎陽具有溫煦、推動、運動、興奮和氣化作用。

4.衛：衛氣的簡稱。《黃帝內經素問·痹論》：衛者，水谷之悍氣也。

衛氣與營氣同為水谷之氣所化，是人體陽氣的一部分，主散布到經絡之外的淺表部分，起護衛肌表、抗御外邪入侵、控制汗孔的開合、調節體溫、潤澤皮毛等作用。《康熙字典》：人以血為榮，以氣為衛。《內經》：榮衛不行，五臟不通。榮氣行於脈中，屬陰，衛氣行於脈外，屬陽。榮衛二氣散布全身，內外相貫，運行不已，對人體起著滋養和保衛作用。

讲解

蔽，就是被遮蔽了，糊涂了，被人挖坑了。一说到修真有人就认为是蒙人。可是，真，很难修到。这一篇叫体真，好好体会一下，什么叫真假？

骗子永远比说真话的人多，为什么？因为真，很宝贵，很难得。自己都会骗自己，何况别人？

有的人一说吃补药就高兴，一说吃泻药就害怕。修真的人认为，通过自我修炼，强健身体，不需服药，这就是蔽于补养。补养的时候肯定会偏，要么吃温阳药，要么吃滋阴药，可我们讲的是阴阳适平，而且要讲感应。

讲一个案例。那一年，我们主任的母亲快不行了，心衰，把我叫去会诊。我当时看了看，给他艾灸关元40分钟，但是40分钟之后局部没红，这就叫作"绝"，死征，没感应了。结果，第三天，人就过世了。死就是阴阳离决，阴阳不能交合了。按理来说，关元具有回阳固脱作用，以艾灸之，当有了温暖，有了变化之后，它会有红的感应。一定要注意，阴阳交泰才会有生机，纯阴纯阳都不会有生机。

消狂痈疽：消是水消，就是喝水多。

那年冬天在加拿大，我自己在屋子里看书，喝咖啡（咖啡属阳，能利尿、减肥、兴奋），每天 13 ～ 15 杯 Espresso，身材保持得很好，精神也很好。结果出问题了，钙流失，精神也出现了问题，这就是荣涸，精神气血发生了偏颇。所以，喝咖啡的同学一定要注意合理适量。

卫散：很多人爱吃冰激凌，但是爱吃生冷的人，往往会容易感冒或者拉肚子，这就是卫气散。

探元立本：就是在做内省、内观。

神光缠绵五脏：五脏六腑都有神，在内视过程中，把它弄亮，这里有它的用处，也有它的害处。通过意念想象，有时候可以治一些病，所谓"医者意也"。针法的核心就是意念能量，调动整个精神力量（就是守神）。但是，这里有正确的，也有错误的，还是要联系生命的本质，要交合。

害处就是它有时候没反应。那一年，有个人找张宝胜看病，张宝胜一发功，那个人非但病没好，反而皮肤被烧伤了，烧出了水泡。看病过程中，有时候能量高到无法交合的时候，就是把表面烧化，内里不会有变化。

这里讲的就是匹配，在《易经》里，讲既济一定是中男中女，如果老和少的话，在过去就称为蛊或者其他不祥的东西。比如有人辨证为阴虚，用药就补了，结果不灵，没反应。一定要让他消化得了，代谢得了，运行得了，药物才能起作用，否则服药没用。

15 条　至阴内景

殊不知，至陰內景，自然清淨，至陽外景，自然昭融。

誠能葆光襲明，精之又精，神之又神，則可以相天，可以命物，其於變化雲為，可勝既哉。

——《聖濟經·體眞篇·精神內守章第二》

注释

1. 葆：《素問》：治數之道，從容之葆。《註》：葆，平也。

又《康熙字典》：藏也。《莊子·齊物論》：此之謂葆光。

2. 襲：《康熙字典》：合也。《周語》：朕夢協於朕卜，襲於休祥，戎商必克。

讲解

此段讲的是止疾有道，就是怎么去病。

中间谈到葆光袭明，然后可以出现变化，这是下手可以操作的地方。

延伸阅读

夫道者，能卻老而全形，身安而無疾。夫水火，用法象也，坎離，言交變也。萬億之書，故以水為命，以火為性，土為人，人為主性命者也。是以主性命者在乎人，去性命者亦在乎人，養性命者亦在乎人，何則？修短壽夭，皆自人為，故經曰：精神內守，病安從來。

腦不欲減，體者精之元也。精不欲竭，明者身之寶也。明不欲耗，補瀉六腑，淘煉五精，可以固形，可以全生，此皆修真之要也。故修真之要者，水火欲其相濟，土金欲其相養，是以全生之術，形氣貴乎安，安則有倫而不亂，精神貴乎保，保則有要而不耗，故保而養之。初不離於形氣精神，及其至也，可以通神明之出，神明之出，皆在於心。獨不觀心為君主之官，得所養，則血脈之氣，王而不衰，生之本，無得而搖也，神之變，無得而測也。腎為作強之官，得所養，則骨髓之氣，榮而不枯，蟄封藏之本，無得而傾也，精之處，無得而奪也。

——《素問病機氣宜保命集·元道論第一》

16 条　气兆芒芴

氣兆芒芴，形分混沌，物則具而冲和委者，無非天地之機緘橐籥也。氣始而生化，散而有形，布而蕃育，終而象變。

氣以形載，形以氣充。唯氣與形，兩者相待。

——《聖濟經·體眞篇·氣形充符章第三》

注 释

1.氣：《說文》：雲氣也。象形。一曰息也。或作气、炁。

又《玉篇》：候也，息也。《文子·守弱》：形者，生之舍也。氣者，生之元也。《易·乾卦》：同氣相求。《繫辭》：精氣爲物。《禮·月令》：孟春之月，天氣下降，地氣上騰。

2.兆：《康熙字典》：朕兆。《道德經》：我則泊兮其未兆。《註》：意未作之時也。

3.形：《韻會》：形，體也。《漢書·楊王孫傳》：形骸者地之有也。

4.具：《說文》：共置也。《廣韻》：備也，辦也，器具也。《儀禮·饋食禮》：東北面告濯具。《漢書·劉澤傳》：田生子請張卿臨，親修具。師古曰：具，供具也。《荀子·王制》：具具而王，具具而霸。註：言具其所具也。

5. 冲:《說文》: 涌搖也。

又《玉篇》: 虛也。《道德經》: 大盈若衝。

6. 和:《廣韻》: 順也, 諧也, 不堅不柔也。《尚書·堯典》: 協和萬邦。

7. 機:《說文》: 主發謂之機。《尚書·太甲》: 若虞機張, 往省括於度則釋。《尚書大傳》: 捕獸機檻陷。《大學》: 其機如此。註: 發動所由。疏: 關機也。動於近, 成於遠。

又氣運之變化曰機。《莊子·天運》: 意者有機, 緘而不得已耶。《至樂》: 萬物皆出於機, 皆入於機。

8. 緘:《說文》: 束篋也。《廣韻》: 緘封。《家語》: 孔子觀周廟, 有金人, 三緘其口。《莊子·齊物論》: 其厭也如緘。

9. 橐:《康熙字典》: 冶器也。《道德經》: 天地之間, 其猶橐籥乎。註: 橐者外之櫝, 所以受籥也。籥者內之管, 所以鼓橐也。《淮南子·本經訓》: 鼓橐吹埵, 以消銅鐵。

10. 籥:《廣韻》: 樂器, 似笛。《爾雅·釋樂》: 大籥謂之產, 其中謂之仲, 小者謂之約。註: 籥, 如笛, 三孔而短小。《廣雅》: 籥, 七孔。《詩經·衛風》: 左手執籥。傳: 籥, 六孔。《周禮·春官》: 籥師掌教國子舞羽龡籥。註: 文舞有持羽吹籥者, 所謂籥舞也。《禮·文王世子》: 秋冬學羽籥。疏: 籥, 笛也。

11. 化:《韻會》: 天地陰陽運行, 自有而無, 自無而有, 萬物生息則為化。

12. 象:《韓非子·解老》: 人希見生象也, 而得死象之骨, 按其圖以想其生也, 故諸人之所以意想者, 皆謂之象也。《周易·繫辭》: 象也者, 像此者也。疏: 言象此物之形狀也。《左傳·桓公六年》：申繻曰：名有五，以類命為象。註：若孔子首象尼丘。《周禮·春官·大卜》：以邦事作龜之八命，二曰象。註：謂災變雲物如眾赤鳥之屬，有所象似。《漢書·王莽傳》：白煒象平。註：象，形也。萬物無不成形於西方。

13. 變：《說文》：更也。《爾雅》：易也。《廣韻》：化也，通也。《增韻》：轉也。《正韻》：改也。《周易·乾卦》：乾道變化。

14. 待：《說文》：竢也。《周易·繫辭》：君子藏器於身，待時而動。《禮·儒行》：儒有席上之珍，以待聘。

讲 解

此段谈到了形气变化的基本过程和道理，可以认为是对物理和生理的阐释，也谈到了气在始、散、步、终的情况。请注意"变"这个字的解释。

物则具而冲和委：物一旦形成，则其冲和之气自然随之而生。冲和之道是客观，是天地自然法则。

注意，机、缄放在一起，讲的是开和闭的意思。

既然开始讲规律了，那就要讲形和气之间的关系。气和形是可观测的，仍然是阴阳的问题。

见闻与体悟

我在西安市中医院带过一个陕西中医学院针推系的实习生。当时，我每天下午两点到五点是给全科有需求患者做针刺治疗的时间。一般是患者在病床躺好，我从科室西头一路治疗到东头，再从西头取针到东头，这样两趟，能够治疗二三十个病人，基本上 3 个小时。针刺后与拔针的空间，是留气养病的关键。

这个实习生很鲁直，看我扎针总出现显性传感，尤其对于偏瘫患者，就很直接地告诉我，"苏老师，你这是刺激神经干。"我停了一下，告诉他，"这样解释不对，虽然确实与神经干有关系。"从他脸上看，明显没有赞同的意思。

有个患者，是西安财经学院的教授，二十几年高血压，一个多月前突发脑出血，在西安空军医院住院治疗一个月后，以左侧上下肢肌肉张力零级的偏瘫残疾，转入我们科室寻找帮助。

我每次给他做治疗，都会将他偏瘫的患肢扎动，这样的效果，在 20 世纪六七十年代，被中国针灸学会的同仁们称为显性传感。这次一样，给此患者针刺显现肢体能动了，留针养气，就去治疗别的患者了。等我回来时，告状，他的下肢原来可以动，可是被这个实习生动了动针，就不能动了，他很着急。我看了看这个学生，他红着脸，低着头，一副做错了事情等待挨骂的样子。我当然理解，他觉得不就刺激神经干吗，他也能做到同样效果。我告诉他，看好了，然后我就一通提插捻转，患者的患侧逐渐能动了，而且最后出现弹射。放下患者的腿，我告诉这个实习生，同样的患者，同样的穴位，同样的针法，同样的地点，同样的时间，你的治疗效果就是把能动的病腿给治得不能动了，我的治疗结果就是把不能动的腿给治得能动了，明白这个道理了，你就入门了。这就是唯气与形，两者相待吧。

17 条　即身以观

即身以觀，藏眞散於肝，筋膜之氣藏焉。藏眞通於心，血脈之氣藏焉。藏眞高於肺，榮衛之氣行焉。藏眞下於腎，骨髓之氣藏焉。

天氣通肺，清者浮也，地氣通嗌，濁者入也。雷氣通心，神者運也。穀氣通脾，虛者受也。肝木達而風氣散，腎水澤而雨氣滋。精氣灑陳爲榮，悍氣慄疾爲衛。

水谷變化，榮衛以和。

——《聖濟經·體眞篇·氣形充符章第三》

注 释

1. 榮：通營，即營氣。《素問·痹論》：榮者，水穀之精氣也。營氣指由飲食水穀之氣所化，運行於經絡，對全身起濡養作用的精微之氣。營氣生於水穀，源於脾胃，出於中焦，具有化生血液、營養周身的功能。《靈樞·邪客》：營氣者，泌其津液，注之於脈，化以爲血，以榮四末，內注五臟六腑。

2. 衛：衛氣的簡稱。《黃帝內經素問·痹論》：衛者，水穀之悍氣也。

衛氣與營氣同爲水穀之氣所化，是人體陽氣的一部分，主散布到經絡之外的淺表部分，起護衛肌表、抗御外邪入侵、控制汗孔的開合、調節體溫、潤澤皮毛等作用。

《康熙字典》：人以血為榮，以氣為衛。《内經》：榮衛不行，五臟不通。榮氣行於脈中，屬陰，衛氣行於脈外，屬陽。榮衛二氣散布全身，内外相貫，運行不已，對人體起著滋養和保衛作用。

3. 悍氣：《素問·痹論》：衛者，水谷之悍氣也。其氣慓疾滑利，不能入於脈也。王冰注：悍氣，浮盛之氣也。

讲 解

此段讲的是五脏和五体之间的关系。

五脏，即心、肝、脾、肺、肾。五脏，又写作五藏（zàng），又有藏（cáng）的意思。精神有散有聚，有它的运行规律。那么，藏（cáng）在身体里怎样表现？心对应脉，肺对应皮，肾对应骨，肝对应筋，脾对应肉。

在针灸学中，有五体针法，刺的深浅，分别扎到脉、肉、骨、皮上，则有不一样的要求，因为取的气不一样。所以同样一个穴位，根据不同要求，考虑不同作用，其中是有很多变化的。

雷气通心，神者运也：比如我扎针时，被刺者心脏是有反应的，厉害的时候就像电击一样，电击就是雷，雷大了之后是可以把人电晕的。施针者和被刺者，都会有反应。施针者有融合的状态、放射的状态或是合一的状态（合一就是水的状态、冥的状态），还有分离的状态（像电一样）。

水谷变化，荣卫以和：这点很重要，也就是说，所有这些变化都是从吃进去的食物变化而来的。水谷之气足，所有生理现象才可能变化出来的。

18条　一呼三寸

一呼三寸，與陽俱出，一吸三寸，與陰俱入。陰陽升降，呼吸以時，氣裏形表，相為內外。充實無餒，環周不休，歸於權衡，而平正得矣。

——《聖濟經·體眞篇·氣形充符章第三》

注　釋

1.呼：《說文》：外息也。《韻會》：出息為呼，入息為吸。

2.吸：《說文》：內息也。從口及聲。《玉篇》：吸，引也。《正字通》：氣出為吹，氣入為息。《楚辭·九章》：吸湛露之浮涼。

3.陰：《說文》：暗也。《爾雅·釋名》：陰，蔭也，氣在內奧蔭也。《玉篇》：幽無形，深難測謂之陰。《易·坤卦》：陰雖有美含之，以從王事，弗敢成也。地道也，妻道也，臣道也。《禮·月令》：百官靜事毋，以定晏陰之所成。

又《說文》：山之北也。《尚書·禹貢》：南至於華陰。

又《說文》：水之南也。《漢書·地理志》：河東郡汾陰縣。註：介山在南。

4.陽：《玉篇》：營天功，明萬物謂之陽。《說文》：高明也。

5.餒：《說文》：飢也。從食。

6.權：《玉篇》：稱錘也。《漢書·律歷志》：孔子陳後王之法，曰謹權量。量多少者不失圭撮，權輕重者不失黍絫。又平也。《禮·王制》：原父子之情，立君臣之義以權之。

7.衡：《尚書·舜典》：同律度量衡。《漢書·律歷志》：衡，平也。所以任權而均物，平輕重也。《荀子·禮論》：衡誠懸矣，則不可欺以輕重。

8.平：《說文》：平，語平舒也。《廣韻》：平，正也。《增韻》：平，坦也。《易·泰卦》：無平不陂。

又《廣韻》：平，和也。《尚書·堯典》：平章百姓。傳：平和章明。疏：和協顯明於百官之族姓。

9.正：《說文》：是也。從止一以止。註：守一以止也。《新書·道術篇》：方直不曲謂之正。《易·乾卦》：剛健中正。《公羊傳·隱公三年》：君子大居正。又常也。朱子云：物以正為常。

讲 解

此段论述呼吸与阴阳的关系，以及呼吸与升降的关系。最后，谈到了呼吸流动，与气血平正的关系。气血平正，就是健康，也就是阴阳适平。

一呼一吸之间，我们跟天地之气就有了交互，然后身体里气就变了；由于气来自于天，当气进入身体后，气就开始转了。

阴阳升降，呼吸以时：天地阴阳自然，人体生理活动是要有时空规律的，有其固定的节奏和要求。

最后是要得平正。平，就是阴阳适平。平正是天人感应的结果。

19条 食息弗调

其或食息弗調，動過生疾，於是念慮則氣結，作勞則氣耗。

味過於酸，脾氣乃絕，則以食飲不節，五味相克也。

心虛夢火，腎虛夢溺，則以藏氣既虧，夢覺相符也。氣體在我，曾不知保，陰陽之沴，其能逃乎。

——《聖濟經·體真篇·氣形充符章第三》

注 释

1. 過：《玉篇》：度也，越也。《正韻》：超也。《易·繫辭》：範圍天地之化而不過。《禮·檀弓》：過之者，俯而就之。《史記·賈生列傳》：自以爲過之，今不及也。

2. 結：《詩經·曹風》：心如結兮。疏：如物之裹結。《禮·曲禮》：德車結旌。《註》：結，謂收斂之也。疏：結，纏其旒著於竿也。《漢書·五行志》：衣有襘，帶有結。註：結，締結之結也。

3. 味過於酸，脾氣乃絕：《類經》：酸入肝，過於酸則肝氣溢。酸從木化，木實則剋土，故脾氣乃絕。

4. 沴：《康熙字典》：氣相傷謂之沴，沴猶臨蒞不和意也。

《註》：服虔曰：沴，害也。如淳曰：沴音拂戾之戾。

讲 解

　　此段告诉我们，一定要把自己的气养好。从饮食、呼吸、念头、劳作、味觉的生克以及做梦的体现等方面去理解，理解之后，就能知道有什么问题，然后怎么调整，后面很多的处理方法如疗法、用药就出来了，具体的方子也就出来了。

20条　寒疾热疾

洒有寒疾热疾，末疾腹疾，惑疾心疾，因於天氣而得之者。

為癰瘍，為攣痺，為痿厥，為藏寒，為內疾，因於地氣而得之者。

或在頭，或在藏，或在肩背，或在四肢，因於四時而得之者。

——《聖濟經·體眞篇·氣形充符章第三》

注 释

1. 癰:《靈樞》: 營衛留於經脈之中，則血泣不行，不行則衛氣從之而不通，壅遏不得行，故熱。大熱不止，熱盛則肉腐，肉腐則為膿，故名曰癰。

2. 瘍:《周禮》: 凡邦之有疾病者，疕瘍者造焉。《註》: 身傷曰瘍。

3. 攣痺:《類經》: 攣痺者，濕熱盛而病在筋骨也。

4. 痿厥:《靈樞》: 脾脈急甚為瘛瘲，緩甚為痿厥。

又《類經》: 土氣通脾而主四肢，故濕滯則為痿，寒熱則為厥。

5. 臟寒:《類經》: 野處乳食，北人之性，胡地至今猶然。地氣寒，乳性亦寒，故令人臟寒。

6. 內疾:《類經》: 水土剛強，飲食肥厚，肌肉充實，膚腠閉密，故邪不能傷其外，而惟飲食男女七情，病多生於內也。

7. 在頭:《類經》: 陽氣上升，故春氣者病在頭。

8. 在臟:《類經》: 在臟言心，心通夏氣，為諸臟之主，故夏氣者病在臟。

9. 在肩背:《類經》: 肺之應也，故秋氣者病在肩背。

10. 在四肢:《類經》: 四肢氣薄，皆易於受寒者，故冬氣者病在四肢。

讲 解

此段开篇讲因天气而得的六种疾病。《左传·昭公元年》讲六气引发的这六种疾病，"阴淫寒疾，阳淫热疾，风淫末疾，雨淫腹疾，晦淫惑疾，明淫心疾"，比如说是天太阴，总不晴，就会有惑疾；阳气太盛，就会有心疾，就是有点狂妄心态的一些病；天太湿，就会出现腹疾；天太燥，就会出末疾。

接下来是因为地气而得的病，最后是因为四时而得的几类病。

这几类病，讲了气机的方向，明白气机，大家就会有处理的方法。

延伸阅读

黄帝问曰：醫之治病也，一病而治各不同，皆愈何也？治各不同，如下文砭石、毒藥、灸焫、九針、導引按蹻之類。

岐伯對曰：地勢使然也。地勢不同，則氣習有異，故治法亦隨而不一也。故東方之域，天地之所始生也。天地之氣，自東而升，為陽生之始，故發生之氣始於東方，而在時則為春。魚鹽之地，海濱傍水。地不滿東南，故東南低下而多水。魚鹽海濱，皆傍水之地利也。其民食魚而嗜咸，皆安其處。美其食，得魚鹽之利，故居安食美。魚者使人熱中。魚，鱗蟲也。魚生水中，水體外陰而內陽，故能熱中。然水從寒化，亦脾寒者所忌。鹽者勝血。食咸者渴，勝血之徵也。義詳氣味類三及疾病類二十五。故其民皆黑色疏理，其病皆為癰瘍。血弱故黑色疏理，熱多故為癰瘍。其治宜砭石，故砭石者亦從東方來。砭石，石針也，即磁鋒之屬。《山海經》曰：高氏之山，有石如玉，可以為針。亦此類也。東方之民疏理而癰瘍，其病在肌表，故用砭石，砭石者其治在淺。凡後世所用砭石之法，亦自東方來也。砭音邊。

西方者，金玉之域，沙石之處，天地之所收引也。地之剛在西方，故多金玉砂石。然天地之氣，自西而降，故為天地之收引，而在時則應秋。其民陵居而多風，水土剛強。陵居，高處也，故多風。金氣肅殺，故水土剛強。其民不衣而褐薦，其民華食而脂肥。不衣，不事服飾也。褐，毛布也。薦，草茵也。華，濃厚也，謂酥酪膏肉之類。飲食華厚，故人多脂肥。故邪不能傷其形體，其病生於內。水土剛強，飲食肥厚，肌肉充實，膚腠閉密，故邪不能傷其外，而惟飲食男女七情，病多生於內也。其治宜毒藥，故毒藥者亦從西方來。病生於內，故非針灸按導所能治，而宜用毒藥也。毒藥者，總括藥餌而言，凡能除病者，皆可稱為毒藥。如《五常政大論》曰，大毒治病十去其六，常毒治病十去其七，小毒治病十去其九之類是也。凡後世所用毒藥之法，亦自西方來也。

北方者，天地所閉藏之域也。天之陰在北，故其氣閉藏，而在時則應冬。其地高陵居，風寒冰冽。地高陵居，西北之勢也。風寒冰冽，陰氣勝也。其民樂野處而乳食，臟寒生滿病。野處乳食，北人之性，胡地至今猶然。地氣寒，乳性亦寒，故令人臟寒。臟寒多滯，故生脹滿等病。其治宜灸焫，故灸焫者亦從北方來。灸焫，艾灸火灼也，亦火針之屬，今北人多用之。故後世所用灸焫之法，亦自北方來也。焫，如瑞切。

南方者，天地所長養，陽之所盛處也。天之陽在南，故萬物長養，而在時則應夏。其地下，水土弱，霧露之所聚也。南方低下而濕，故水土弱而多霧露。其民嗜酸而食胕。胕，腐也。物之腐者，如豉鮓麴醬之屬是也。嗜音示。胕音父。故其民皆致理而赤色，其病攣痹。嗜酸者收，食胕者濕，故其民致理而攣痹。攣痹者，濕熱盛而病在筋骨也。南方屬火，故其色赤致密也。攣，閭員切，又去聲。痹音秘。其治宜微針，故九針者亦從南方來。病在經絡，故宜用九針。凡後世所用針法，亦自南方來也。

中央者，其地平以濕，天地所以生萬物也眾。土體平，土性濕。土王於四方之中，而為萬物之母，故其生物也眾。其民食雜而不勞。四方輻輳，萬物所歸，故民食雜。土性和緩，故不勤勞也。故其病多痿厥寒熱。土氣通脾而主四肢，故濕滯則為痿，寒熱則為厥。中央者，四方之氣交相集，故或寒或熱也。其治宜導引按蹺，故導引按蹺者亦從中央出也。導引，謂搖筋骨，動肢節，以行氣血也。按，捏按也。蹺，即陽蹺陰蹺之義。蓋謂推拿溪谷蹺穴以除疾病也。病在肢節，故用此法。凡後世所用導引按摩之法，亦自中州出也。蹺音喬，又極虐切。

故聖人雜合以治，各得其所宜。故治所以異而病皆愈者，得病之情，知治之大體也。雜合五方之治而隨機應變，則各得其宜矣。故治法雖異，而病無不愈，知通變之道者，即聖人之能事也。

——《類經·論治類》

21 条　结为积聚

以至結為積聚，逆為厥狂。

宜通而塞為痏，宜消而息為痟。

若嬰之為瘦，若留之為瘤，然後祝由以移變之，針石以補瀉之，湯液以滌除之。

豈識夫陰陽升降，氣流形和，止疾於未萌者，固自有道也。

——《聖濟經‧體真篇‧氣形充符章第三》

注　释

1. 痟:《說文》: 酸痟，頭痛。《周禮‧天官‧疾醫》: 春時有痟首疾。註: 痟，酸，削也。首頭痛也。疏: 頭痛之外，別有酸削之痛也。酸，嘶也。《管子‧地員篇》: 五沃之土，其澤多魚，其泉白青，其人終無痟醒。《蜀都賦》: 芳追氣邪，味蠲痟痏。註: 痟，頭病也。

又，《玉篇》: 痟，渴病也。漢司馬相如痟渴疾。按《漢書》本傳作消渴。

2. 嬰:《康熙字典》: 縈也，絆也。陸機詩: 世網嬰吾身。張九齡詩: 形隨世網嬰。

3. 瘿:《說文》: 頸瘤也。《爾雅·釋名》: 瘿, 嬰也。在頸嬰喉也。《嵇康養生論》: 頸處險而瘿。《方書》: 瘿有五, 肉色不變爲肉瘿, 筋脈現露爲筋瘿, 筋脈交絡爲血瘿, 憂惱消長爲氣瘿, 堅硬不移爲石瘿。

又,《諸病源候論》: 瘿者, 由憂恚氣結所生, 亦曰飲沙水, 沙隨氣入於脈, 搏頸下而成之。初作與櫻核相似, 而當頸下也, 皮寬不急, 垂槌槌然是也。

4. 瘤:《說文解字注》: 腫也。釋名曰: 瘤, 流也。流聚而生腫也。

讲 解

此段谈怎样去病。书中有三类方法, 即祝由、针石、汤液。这三类方法是以精气神来解释的。祝由是移神的, 针石是导气的, 汤液是处理精的。很多时候治疗方法不一定用药, 比如不同时间的水也能治病, 可以简单认为水里的微生物, 在不同时间点有不同变化。

叶天士有个名案, 就是秋天落下的梧桐叶子治难产, 但他徒弟用春天生发的梧桐叶子, 孩子就下不来。现在从化学的角度来看, 就是叶黄素不一样。从化学的角度解释没有用气解释好, 气是从物理的角度解释, 它存在一个整体的共鸣和合力, 比从化学角度解释高明多了。量子力学类似于中医的气化学说。

22 条　天地散精

天地散精，動植均賦，氣味滋榮，無器不有。

氣為陽，其生本乎天。味為陰，其成本乎地。

天食人以五氣，內藏心肺，故聲色昭明。地食人以五味，散養五宮，故氣味相成，而神自生。

然則氣也味也，食飲之常然，保生之至要者。

——《聖濟經·體眞篇·飲和食德章第四》

注 釋

1. 氣：《六書正訛气》：氣，俗用气，乃稟氣之氣。雲气必用气。按天地人物之氣雖別，而氣、气字義實同，分屬則泥矣，《正訛》之說非是。《文子守弱篇》：形者，生之舍也。氣者，生之元也。《周易·乾卦》：同氣相求。《周易·繫辭》：精氣為物。《禮記·月令》：孟春之月，天氣下降，地氣上騰。

2. 五：《增韻》：中數也。《周易·繫辭》：天數五，地數五。《尚書·武成》：列爵惟五。《詩經·鄘風》：良馬五之。

3. 味：《說文》：滋味也。《玉篇》：五味，金辛木酸水咸火苦土甘。《禮記·王制》：五味異和。

4. 器：《說文》：眾器之口，犬所以守之。《廣韻》：器皿。《周易·繫辭》：形乃謂之器。註：成形曰器。《尚書·舜典》：如五器。註：器謂圭璧。

5. 宫：《說文》：室也。《白虎通》：黃帝作宫室，以避寒暑。宫之言中也。《爾雅·釋名》：宫，穹也。屋見垣上穹隆然也。《詩經·大雅》：雝雝在宫。《周禮·內宰六宫注》：婦人稱寢曰宫。宫者，隱蔽之言，天子謂之六寢。

6. 五氣：臊氣，焦氣，腥氣，腐氣，香氣。

7. 五味：酸，苦，腥，咸，甘。

8. 食：《說文》：一米也，集也。集眾米而成食也。又食與人也。《詩經·小雅》：飲之食之。《禮記·內則》：國君世子生，卜士之妻，大夫之妾使食子。註：食謂乳養之也。

9. 聲：《說文》：音也。生於心有節於外謂之音。宫商角徵羽聲也。絲竹金石匏土革木音也。凡響曰聲。《正蒙》：聲者，形氣相軋而成。兩氣者，谷響雷聲之類。兩形者，桴鼓叩擊之類。

10. 色：《說文》：顏氣也。人之憂喜，皆著於顏，故謂色為顏氣。

11. 昭：《說文》：日明也。《爾雅·釋詁》：昭，見也。《博雅》：明也。《玉篇》：光也。

讲 解

此段谈到了气与味的阴阳属性和脏腑归用，强调饮食在生命和天地中的意义。

天给人以五气，地给人以五味。利用五味、五气，可以治病。

"五"如何定义？要在系统、序列之后进行定义，要在一个系统的数字下进行定义，这点非常重要。把五放在一到十之间来定义，就有意思了。五在中间，而且是阳数（奇数）的最中间，六是阴数的中间数。五和六在中医里用得很多，比如讲天的五运六气，讲人的五脏六腑。这就是我们的系统，它是用一个大系统套小系统，再套个孙系统，不断用系统进行定义，并阐述其逻辑关系和相关性。由于有了系统的逻辑相关性，有系统性的定义，它就出现系统性的相互影响和作用，这是一般人想不到的东西，也是现代医学逻辑体系做不到的。

饮和食德章中对五很迷信，认为生命全凭它，中和之气全凭它。实际上，人体就是这样，吃进东西，然后生命力化出来。因此，生命就会产生很多以脾胃为主的一系列运行方法。人禀天地之气生、四时之法成，其中天地之气就是讲的五，洛书中间也是五。中国人因为喜欢五，喜欢中，所以叫中国。

23条　五谷为养

五穀為養，五果為助，五畜為益，五菜為充，無非具陰陽之和。

脾胃待此，而倉廩實，三焦待此，而道路通，榮衛待此，以清以濁，筋骨待此，以柔以正。

——《聖濟經·體真篇·飲和食德章第四》

注　释

1. 五穀為養:《類經》: 養生氣也。

2. 五果為助:《類經》: 助其養也。

3. 五畜為益:《類經》: 益精血也。

4. 五菜為充:《類經》: 實臟腑也。

5. 氣味合而服之，以補精益氣:《陰陽應象大論》曰: 陽為氣，陰為味。味歸形，氣歸精。又曰: 形不足者溫之以氣，精不足者補之以味。故氣味和合，可以補精益氣。

6. 待:《說文》: 竢也。《周易·繫辭》: 君子藏器於身，待時而動。《禮記·儒行》: 儒有席上之珍，以待聘。

7. 三焦: 為六腑之一，是上、中、下三焦的合稱，既是體腔的劃分概念，也是作為六腑之一的功能概念。

讲 解

之所以讲谷果畜菜，是因为阴阳之和，它们是由天地阴阳产生出来的东西，所以能够用来补人。正因为如此，脾胃、三焦、荣卫、筋骨才能正常运行。

民以食为天，有了饮食才能有一个邦家的诞生与存在。中国这个中代表五，五是土，土就是脾胃，我们是吃货，一点都不错。我们吃得有道理，吃得丰富，吃得花样多，而且我们吃得聪明，所以我们的生命力旺盛。

待，当等待来看，这是一个顺化的过程。

24 条 · 因时而调

故春多酸，夏多苦，秋多辛，冬多鹹，所謂因其時而調之也。

春木王，以膏香助脾，夏火王，以膏臊助肺，金用事，膳膏腥以助肝，水用事，膳膏膻以助心，所謂因其不勝而助之也。

——《聖濟經·體眞篇·飲和食德章第四》

注 释

1. 香:《玉篇》: 芳也。《正韻》: 氣芬芳。《禮記·月令》: 中央土，其臭香。

2. 臊:《說文》: 豕膏臭也。從肉，喿，意兼聲。《廣韻》: 腥臊。《周禮·天官·庖人》: 夏行腒鱐膳膏臊。註: 臊，豕膏也。

3. 腥:《康熙字典》: 臭（xiù）也。《禮記·月令》: 仲秋之月，其臭腥。《史記·晉世家》: 犯肉腥臊，何足食。

4. 膻:《呂氏春秋》: 草食者膻。註: 草食者，食草木，謂麋鹿之屬，故其臭膻也。

讲 解

此段讲了味臭因时。

比如艾灸灰能治疗风疹，风疹属于心气不足所致，血往外跑，这时补点火就可以，焦入心，属火，艾灸灰就刚好。

见闻与体悟

大家经常分不清生理和病理，当然，也就不理解生理用药和病理用药的区别。养生，偏重于生理用药，是对生理顺着维系，而治病，则是病理用药，是对病理逆着改造。春多酸，就是从生理的角度谈饮食，而不是从病理的角度。其他季节都是一样的。

我爸爸的单位三十一中学有位高书记，他是省劳模，身体疾病很多，每天吃二三十种药，当然，他的医药费是全部报销。有年春天，高书记发作气短喘息，整夜端坐，很是痛苦。

我给他开了三剂药，使用了大量的干姜等辛散药物，两天后他的问题就解决了。他怀着要探求究竟的心态，又去做了一次 B 超检查，一个西医大夫告诉他，胃部有小出血点儿，不让他吃辛辣的东西。他就信了，好在他的问题解决了。奸佞之臣，岂止是在国家庙堂上！

延伸阅读

心主五臭，自入为焦，脾香肾腐，肺腥肝臊。脾主五味，自入为甘，肝酸心苦，肺辛肾鹹。

注：心主五臭，凡病者喜臭、恶臭，皆主於心，此统而言

之也。若分而言之，则自入喜焦，病生心也；入脾喜香，病生脾也；入肾喜腐，病生肾也；入肺喜腥，病生肺也；入肝喜臊，病生肝也。脾主五味，凡病者喜味、恶味，皆主於脾，此统而言之也。若分而言之，则自入喜甘，病生脾也；入肝喜酸，病生肝也；入心喜苦，病生心也；入肺喜辛，病生肺也；入肾喜鹹，病生肾也。

——《醫宗金鑒·四診心法要訣》

25 条　子母相生

　　以子母有相生之道，亦氣同而相求者，若心苦緩，酸以收之，腎苦燥，辛以潤之是也。

　　以夫婦有相予之道，亦相克而相治者，若心欲耎而食鹹，腎欲堅而食苦是也。

　　　　　　　　——《聖濟經·體眞篇·飲和食德章第四》

注 釋

　　1. 心苦緩，酸以收之：《類經》：心藏神，其志喜，喜則氣緩而心虛神散，故宜食酸以收之。

　　2. 腎苦燥，辛以潤之：《類經》：腎為水臟，藏精者也，陰病者苦燥，故宜食辛以潤之。蓋辛從金化，水之母也。其能開腠理致津液者，以辛能通氣也。水中有眞氣，惟辛能達之，氣至水亦至，故可以潤腎之燥。

　　3. 心欲耎而食鹹：《類經》：心火太過則為躁越，故急宜食咸以耎之，蓋咸從水化，能相濟也。心欲耎，故以咸耎為補。

　　4. 腎欲堅而食苦：《類經》：腎主閉藏，氣貴周密，故腎欲堅，宜食苦以堅之也。苦能堅，故為補。

讲 解

此段讲生和克的问题。

五行和五味、五脏都有关系，这其中就有生克。性味归经这样的生克逻辑关系（相关性），形成五行生克制化理论，用这种理论作为指导可以产生具体技术。

延伸阅读

黄帝问曰：合人形以法四時五行而治，何如而從？何如而逆？得失之意，願聞其事。岐伯對曰：五行者，金木水火土也，更貴更賤，以知死生，以決成敗，而定五臟之氣，間甚之時，死生之期也。帝曰：願卒聞之。五行之道，當其王則為貴，當其衰則為賤。間甚，即輕重之謂。卒，盡也。岐伯曰：肝主春。木臟也。足厥陰、少陽主治。厥陰肝，乙木也。少陽膽，甲木也。二臟相為表裡，故治同。其日甲乙。甲為陽木，乙為陰木，皆東方之干，內應肝膽，即年月日時無不皆然。他彼此。肝苦急，急食甘以緩之。肝為將軍之官，其志怒，其氣急，急則自傷，反為所苦，故宜食甘以緩之，則急者可平，柔能制剛也。病在肝，愈於夏。夏屬火，木所生也。肝木畏金，火能平之。子制其鬼，故愈。余同。夏不愈，甚於秋。勝己者也。秋不死，持於冬。得母氣以養之，生我者也，故可執持無害矣。余持同。起於春。木王之時也。禁當風。風氣通於肝，故禁之勿犯。肝病者，愈在丙丁。同前夏氣，能制勝己者也。丙丁不愈，加於庚辛。同前秋氣，金伐木也。庚辛不死，持於壬癸。同前冬氣，得所生也。起於甲乙。同前春氣，逢其王也。肝病者，平旦慧，下晡甚，夜半靜。平旦寅卯，木王時也，故爽慧。下晡申酉，金之勝也，故加甚。夜半亥子，木得生也，故安靜。晡，卑姑切。肝欲散，急食辛以散之，用辛補之，酸瀉之。木不宜鬱，故欲以辛散之。順其性者為補，逆其性者為瀉，肝喜散而惡收，故辛為補，酸為瀉。此下五臟補瀉之味，與《至真要大論》主客正味義同，詳運氣類三十。

心主夏。火臟也。手少陰、太陽主治。少陰心，丁火也。太陽小腸，丙火也。二臟表裡，故治同。其日丙丁。丙為陽火，丁為陰火，南方之乾也。心苦緩，急食酸以收之。心藏神，其志喜，喜則氣緩而心虛神散，故宜食酸以收之。病在心，愈在長夏。長夏土，火之子也。長夏不愈，甚於冬。火不勝水也。冬不死，持於春。火得所生也。起於夏。火之王也。禁溫食熱衣。恐助火邪也。心病者，愈在戊己。應長夏也。戊己不愈，加於壬癸。應冬氣也。壬癸不死，持於甲乙。應春氣也。起於丙丁。應夏氣也。心病者，日中慧，夜半甚，平旦靜。日中巳午，火王時也，故慧。夜半亥子，水之勝也，故甚。平旦寅卯，火得生也，故靜。心欲耎，急食咸以耎之，用咸補之，甘瀉之。心火太過則為躁越，故急宜食咸以耎之，蓋咸從水化，能相濟也。心欲耎，故以咸耎為補。心苦緩，故以甘緩為瀉。耎、軟同。

脾主長夏。土臟也。足太陰、陽明主治。陽明胃，太陰脾，戊己土也。表裡治同。其日戊己。戊為陽土，己為陰土，中宮之乾也。脾苦濕，急食苦以燥之。脾以運化水谷，制水為事，濕勝則反傷脾土，故宜食苦溫以燥之。病在脾，愈在秋。秋屬金，土之子也。秋不愈，甚於春。土不勝木也。春不死，持於夏。土得火生也。起於長夏。土之王也。禁溫食飽食，濕地濡衣。溫言非熱，防滯也。濕地濡衣，陰寒也。皆能病脾，故當禁之。脾病者，愈在庚辛。應愈在秋也。庚辛不愈，加於甲乙。應甚於春也。甲乙不死，持於丙丁。應持於夏也。起於戊己。應起於長夏也。脾病者，日昳慧，日出甚，下晡靜。日昃曰昳，未土王也，故慧。日出寅卯，木勝土也，故甚。下晡申酉，其子鄉也，故靜。昳音迭。脾欲緩，急食甘以緩之，用苦瀉之，甘補之。脾貴充和溫厚，其性慾緩，故宜食甘以緩之。脾喜甘而惡苦，故苦為瀉、甘為補也。

肺主秋。金臟也。手太陰、陽明主治。太陰肺，辛金也。陽明大腸，庚金也。表裡治同。其日庚辛。庚為陽金，辛為陰金，西方之乾也。肺苦氣上逆，急食苦以洩之。肺主氣，行治節之令，氣病則上逆於肺，故宜急食苦以洩之。病在肺，愈在冬。金之子鄉也。冬不愈，甚於夏。金所不勝也。夏不死，持於長夏。金氣得生也。起於秋。金氣王也。禁寒飲食寒衣。形寒飲冷則傷肺也。肺病者，愈在壬癸。應愈在冬也。壬癸不愈，加於丙丁。應甚於夏也。丙丁不死，持於戊己。應持於長夏也。起於庚辛。應起於秋也。肺病者，下晡慧，日中甚，夜半靜。下晡金王，故慧。日中火勝之，故甚。夜半水鄉，則子能制邪，故靜。）肺欲收，急食酸以收之，用酸補之，辛瀉之。肺應秋，氣主收斂，故宜食酸以收之。肺氣宜聚不宜散，故酸收為補，辛散為瀉。

腎主冬。水臟也。足少陰、太陽主治。少陰腎，癸水也。太陰膀胱，壬水也。表裡治同。其日壬癸。壬為陽水，癸為陰水，北方之乾也。腎苦燥，急食辛以潤之，開腠理，致津液，通氣也。腎為水臟，藏精者也，陰病者苦燥，故宜食辛以潤之。蓋辛從金化，水之母也。其能開腠理致津液者，以辛能通氣也。水中有真氣，惟辛能達之，氣至水亦至，故可以潤腎之燥。病在腎，愈在春。水之子鄉也。春不愈，甚於長夏。水不勝土也。長夏不死，持於秋。水得生也。起於冬。水所王也。禁犯

焠焫熱食溫灸衣。焠焫，燒爆之物也。腎惡燥烈，故當禁此。焠音
翠。焫音哀。腎病者，愈在甲乙。應愈在春也。甲乙不愈，甚於戊
己。應甚於長夏也。戊己不死，持於庚辛。應持於秋也。起於壬癸。
應起於冬也。腎病者，夜半慧，四季甚，下晡靜。夜半水王，故慧。
四季土勝之，故甚。下晡金王，水得所生，故靜。腎欲堅，急食苦以堅
之，用苦補之，咸瀉之。腎主閉藏，氣貴周密，故腎欲堅，宜食苦以堅
之也。苦能堅，故為補。咸能耎堅，故為瀉。

　　夫邪氣之客於身也，以勝相加。此下總結上文愈甚持起之由然
也。凡內傷外感之加於人者，皆曰邪氣。外感六氣，盛衰有持，內傷五情，
間甚隨臟，必因勝以侮不勝，故曰以勝相加也。至其所生而愈。我所生
也，以時而言。下同。至其所不勝而甚。我不勝彼，被剋者也。至於所
生而持。生我之時也。自得其位而起。自王之時也。

　　必先定五臟之脉，乃可言間甚之時，死生之期也。欲知時氣
逆順，必須先察臟氣，欲察臟氣，必須先定五臟所病之脉，如肝主弦，心主
鈎，肺主毛，腎主石，脾主代，脉來獨至，全無胃氣，則其間甚死生之期，
皆可得而知之，如上文所論者是矣。

——《類經·疾病類》

26条　食饮或过

　　然食飲或過，適所以生患，故酸過則脾絕，鹹過則心抑，甘過則腎不衡，辛過則筋脈弛，苦過則胃氣厚。

——《聖濟經·體眞篇·飲和食德章第四》

注　释

　　1. 絕：《博雅》：斷也。《玉篇》：滅也。

　　2. 酸過則脾絕：《類經》：酸入肝，過於酸則肝氣溢。酸從木化，木實則剋土，故脾氣乃絕。

　　3. 抑：《康熙字典》：損也，退也。《後漢書·蔡邕傳》：人自抑損，以塞咎戒。

　　4. 鹹過則心抑：《類經》：鹹入腎，腎主骨，過於鹹則傷腎，故大骨氣勞。鹹走血，血傷故肌肉短縮。鹹從水化，水勝則克火，故心氣抑。

　　5. 衡：《前漢·律歷志》：衡，平也。所以任權而均物，平輕重也。甘過則腎不衡：《類經》：甘入脾，過於甘則滯緩上焦，故心氣喘滿。甘從土化，土勝則水病，故黑色見於外而腎氣不衡於內。

　　6. 弛：《類經》：縱也。

7. 辛過則筋脈弛:《類經》:辛入肺，過於辛則肺氣乘肝，肝主筋，故筋脈沮弛。

8. 厚:《類經》:厚者，脹滿之謂。

9. 苦過則胃氣厚:《類經》:苦入心，過於苦則心陽受傷，而脾失所養，氣乃不濡。脾氣不濡則胃氣留滯，故曰乃厚。五味論曰：苦入於胃，五穀之氣皆不能勝苦，苦入下脘，三焦之道皆閉而不通，故變嘔者。其義亦此。

讲 解

此段讲饮食吃得过分，吃多了偏性就出来了。这符合旺相休囚死的规律。当令者旺，生我者休，我生者相，克我者囚，我克者死，这是五行生克制化的基本逻辑关系。

见闻与体悟

多伦多冬天比较冷，人比较容易困乏。当然，春困秋乏夏打盹，睡不完的冬三月，那是睡仙的境界。为了读书，我就喝浓咖啡，饮后有精神。朋友们知道我喜欢喝咖啡，就很善意地送来全世界各种咖啡豆，有巴西的，有夏威夷的，有印尼的，等等。我那年冬天，每天饮十三到十五杯，杯子容积150～200mL，喝了整整 3 个月。然后，就悲剧了，不想吃东西，钙流失，皮肤粗糙等。印证上文一句话，苦过则胃气厚。

27 条　脉凝泣变色

脈凝泣而變色，肉胝膒而脣揭，皮槁毛拔，筋急爪枯，骨痛髮落。

——《聖濟經·體眞篇·飲和食德章第四》

注 释

1.脈凝泣而變色:《類經》：咸從水化，水能克火，故多食咸，病在心之脈與色也。《五味篇》曰：心病禁咸。泣、澀同。

2.胝:《說文》：腄也。《玉篇》：胼胝。《廣韻》：皮厚也。

3.膒:《集韻》：皺也。

4.肉胝膒而脣揭:《類經》：酸從木化，木能克土，故多食酸，病在脾之肉與脣也。《五味篇》曰：脾病禁酸。

5.皮槁毛拔:《類經》：苦從火化，火能克金，故多食苦，病在肺之皮毛也。《五味篇》曰：肺病禁苦。

6.筋急爪枯:《類經》：辛從金化，金能克木，故多食辛，病在肝之筋爪也。《五味篇》曰：肝病禁辛。

7.骨痛髮落:《類經》：甘從土化，土能克水，故多食甘，病在腎之骨與發也。《五味篇》曰：腎病禁甘。

延伸阅读

心之合脈也，其榮色也，其主腎也。心生血，血行脈中，故合於脈。血華在貌，故榮於色。心屬火，受水之制，故以腎為主。

肺之合皮也，其榮毛也，其主心也。肺屬金，皮得金之堅，故合於皮。毛得皮之養，故榮於毛。五臟之應天者肺，故肺主皮毛。凡萬物之體，其表必堅，正合乾金之象，所謂物物一太極也。金受火之制，故肺以心為主。

肝之合筋也，其榮爪也，其主肺也。肝屬木，木曲直而柔，筋體象之，故合於筋。爪者筋之余，故榮於爪。木受金之制。故肝以肺為主。

脾之合肉也，其榮唇也，其主肝也。脾屬土，肉象地之體，故合肉也。脾氣通於唇，故榮唇也。土受木之制，故脾以肝為主。

腎之合骨也，其榮髮也，其主脾也。腎屬水，腎藏精，骨藏髓，精髓同類，故腎合骨。髮為精血之余，精髓充滿，其髮必榮，故榮在髮。水受土之制，故腎以脾為主。

是故多食咸，則脈凝泣而變色。咸從水化，水能克火，故病在心之脈與色也。《五味篇》曰：心病禁咸。泣、澀同。多食苦，則皮槁而毛拔。苦從火化，火能克金，故病在肺之皮毛也。《五味篇》曰：肺病禁苦。多食辛，則筋急而爪枯。辛從金化，金能克木，故病在肝之筋爪也。《五味篇》曰：肝病禁辛。多食酸，則肉胝皺而唇揭。胝，皮厚也，手足胼胝之謂。酸從木化，木能克土，故病在脾之肉與唇也。《五味篇》曰：脾病禁酸。胝音支。皺音縐。多食甘，則骨痛而髮落。此五味之所傷也。甘從土化，土能克水，故病在腎之骨與髮也。《五味篇》曰：腎病禁甘。

故心欲苦。合於火也。肺欲辛。合於金也。肝欲酸。合於木也。脾欲甘。合於土也。肾欲咸。合於水也。

此五味之所合，五臟之氣也。凡此皆五味之合於五臟者。舊本也字在合字之下，於義不通，按全元起本及《太素》，俱云此五味之所合五臟之氣也，今改從之。

——《类经·藏象类》

28 条　饮食自倍

　　與夫飲食自倍，腸胃乃傷。因而飽食，腸澼爲痔。肥美之過，單陽成癉。酒穀之過，醉飽成厥。是皆窮鼎俎之欲而過傷者也。故曰：陰之所生，本在五味，陰之五宮，傷在五味。

　　其生其傷，有益有損。舉味言氣，可知矣。

——《聖濟經·體眞篇·飲和食德章第四》

注　释

　　1.飲食自倍，腸胃乃傷：《類經》：六腑者，所以受水穀而化物者也。若過用不節，致傷腸胃，則六腑之痹因而生矣。

　　2.因而飽食，腸澼爲痔：《類經》：因而飽食，則隨客陽明，必腸胃橫滿，橫滿則有損傷，故筋脈弛解，病為腸澼為痔，而下痢膿血也。

　　腸澼：《古今醫鑒》：夫腸澼者，大便下血也。

　　又，《景岳全書》：痢疾一證，即《內經》之腸澼也。

　　3.肥美之過，單陽成癉：《類經》：肥者，味厚助陽，故能生熱。甘者，性緩不散，故能留中。熱留不去，久必傷陰，其氣上溢。

　　癉：《說文》：勞病也。《尚書·畢命》：彰善癉惡。傳：明其

爲善，病其爲惡。《左傳·襄公十九年》：荀偃瘅疽。註：瘅疽，
惡創。疏：瘅，勞病也。

又，《康熙字典》：黃病。《漢書·嚴助傳》：南方暑濕，近夏
瘅熱。《註》：師古曰：瘅，黃病。

又，《類經》：熱病也。

4.酒：《類經》：酒者，水穀之精，熟穀之液也。其氣慓悍，
其入於胃中則胃脹，氣上逆，滿於胸中，肝浮膽橫。（慓，急
也。悍，猛也。酒之性熱氣悍，故能脹胃浮肝，上氣壯膽。方其
醉也，則神爲之惑，性爲之亂，自比於勇而不知避。及其氣散肝
平，乃知自悔。）

5.厥：《類經》：厥者，逆也。氣逆則亂，故忽爲眩仆脫絕，
是名爲厥。

6.五宮：《類經》：五臟也。

7.陰之所生，本在五味，陰之五宮，傷在五味：《類經》：陰
之所以生者在五味，而所以傷者亦在五味也。《六節藏象論》曰：
地食人以五味。夫味得地氣，故能生五臟之陰，若五味不節，則
各有所剋，反傷其陰矣。

讲 解

身体的阴分是从五味生成的，五味是从地生成的，地为坤，
为纯阴，这是完全一体的。

见闻与体悟

2020 年的春节前后，是新冠肺炎疫情猖獗时段，人们比较

恐慌，各种消息到处飞，躲在家里，仍然避免不了网络信息的影响。

在家里除了读书，也没有太多的事情，自然晚饭喝点儿酒，就是宅家的乐趣了。我岳父也很高兴，难得的人员到齐，也喝了几杯。突然，他觉得眩晕，在椅子上几乎坐不住，我扶他到沙发坐，在他起来的瞬间，意识丧失，喉中痰鸣，双腿不能自主移动。我除了让家人准备叫救护车之外，在他的耳尖狠狠地捏了几下，他明显感觉到了疼痛，长长呻吟了一口气，两眼睁开了，醒了过来。这就是醉饱成厥的一种。

当然，我还看过一位王姓偏瘫患者，也是节日喝酒，发作脑出血，也算是醉饱成厥。

29 条　春温夏暑

春温夏暑，秋忿冬怒，四時迭運，氣不齊也。

方陽用事，萬物以熙。人於是時，以析以因。

方陰用事，萬物以凝。人於是時，以夷以隩。

蓋天地有正氣，皆本於陰陽。

人本衝和，不離於陰陽。

其交辨也，其出入也，其顯晦也，既有自然之序，則人之動靜作止，闔辟啓處，固有不可紊之宜。

——《聖濟經·體眞篇·頤神協序章第五》

注 釋

1. 齊：《說文》：禾麥吐穗上平也。徐鍇曰：生而齊者，莫如禾麥。《玉篇》：整也。

2. 用：《說文》：用，可施行也。《易·乾卦》：初九，潛龍勿用。疏：唯宜潛藏，勿可施用。《廣韻》：使也。

3. 熙：《爾雅·釋詁》：熙，興也。

又，《廣韻》：和也。《道德經》：眾人熙熙。

又，《說文》：燥也。

4. 析：《說文》：破木也。

又，《康熙字典》：分也。《尚書·堯典》：厥民析。

5.因：《康熙字典》：依也。《論語》：因不失其親，亦可宗也。

6.凝：《說文》：水堅也。《增韻》：成也，定也。

7.夷：《正韻》：平也，易也。

8.隩：《說文》：水隈崖也。《玉篇》：藏也。《鄭語》：申呂方疆，其隩愛太子，亦必可知也。註：隩，隱也。

9.閤：《說文》：閉也。

10.辟：《說文》：法也。

又，明也。《禮·王制》：天子曰辟廱。註：辟，明也。廱，和也。使天下之人皆明達和諧也。

11.紊：《說文》：亂也。

讲 解

本段讲自然秩序，谈到了天人合一及四时对人的影响，而且强调了人要顺应四时。

春夏秋冬，人在不同时候，情绪不一样。这本身就是天地正气的体现，就是人的冲和之气，就是阴阳和谐。天地有这样的秩序，那么人生在天地之间，也会有相应秩序。因此，人在做事情的时候，就要尊重这种秩序，而不要过分挑战，挑战的结果就是混乱。混乱是产生疾病的机制之一，即"气乱则病"。

30 条　东西南北

　　東西南北之異方，高平下濕之異地，風俗氣候雖則不同，至於隨時調適，頤神衛生之道則一也。

　　觀《內經》於四氣之養，必謂之調神，則所以順生長收藏之道者，又不特從事於形體之間而已。

　　是故夜臥早起，被髮緩形，見於發陳之時，且曰以使志生。夜臥早起，無厭於日，見於蕃秀之時，且曰使志無怒，使氣得泄。早臥早起，與雞俱興，見于容平之時，且曰收斂神氣，使志安寧。早臥晚起，去寒就溫，見於閉藏之時，且曰使志若伏若匿，若有私意，若己有得。

　　蓋氣者神之主，志者氣之帥。志完氣充，與時為宜，則神與生相保。神與生相保，則形神具久矣。

　　昧者，徒知慎寢興居處，不知志意神氣之為養，雖微風雨寒暑之不襲，而五行真氣潛損於中。

　　　　　　　　——《聖濟經·體真篇·頤神協序章第五》

注　释

　　1. 頤：頤，養也。

　　2. 神：《說文》：天神，引出萬物者也。徐曰：申卽引也，天主降氣，以感萬物，故言引出萬物。

3. 衛：《篇海》：防也，捍也。《玉篇》：護也。《公羊傳·定公四年》：朋友相衛。註：相衛，不使為讎所勝。

4. 生：《韻會》：死之對也。《孟子》：生，亦我所欲也。《漢書·文帝紀》：世鹹嘉生而惡死。

5. 發陳：《重廣補注黃帝內經素問》：春陽上升，氣潛發散，生育萬物。陳其姿容，故曰發陳。《內經知要》：發，生發也。陳，敷陳也。發育萬物，敷布寰區，故曰發陳。

又《類經》：發，啟也。陳，故也。春陽上升，發育庶物，啟故從新，故曰發陳。

6. 被髮緩形：《類經》：緩，和緩也。舉動和緩以應春氣，則神定而志生，是即所以使也。

7. 志：《說文》：从心，之聲。志者，心之所之也。《論語》：志於道。《詩序》：在心爲志。

又，《禮記·少儀》：問卜筮，曰：義歟？志歟？義則可問，志則否。《註》：義，正事也。志，私意也。

8. 夜臥早起，無厭於日：《類經》：起臥同於春時，不宜藏也。無厭於長日，氣不宜惰也。

9. 厭：《正韻》：惡也。厭惡。《論語》：天厭之。

10. 蕃秀：《類經》：蕃，茂盛也。秀，華也，美也。陽旺已極，萬物俱盛，故曰蕃秀。

11. 使志無怒：《類經》：長夏火土用事，怒則肝氣易逆，脾土易傷，故欲使志無怒。

12. 使氣得泄：《類經》：夏氣欲其疏洩，洩則膚腠宣通。

13. 早臥早起，與雞俱興：《類經》：早臥以避初寒，早起以從新爽。

14. 容平：《類經》：陰升陽降，大火西行，秋容平定，故曰容平。

15. 使志安寧：《類經》：陽和日退，陰寒日生，故欲神志安寧，以避肅殺之氣。

16. 去寒就溫：《類經》：去寒就溫，所以養陽，無使洩奪，所以養氣。

17. 閉藏：《類經》：陽氣藏伏，閉塞成冬也。

18. 襲：《康熙字典》：掩其不備也。《左傳·莊公二十九年》：凡師有鐘鼓曰伐，無曰侵，輕曰襲。

19. 意：《正韻》：志之發也。《禮記·大學疏》：總包萬慮謂之心，為情所意念謂之意。《禮運》：非意之也。註：意，心所無慮也。

20. 養：《玉篇》：育也，畜也，長也。《易經·頤卦》：觀頤，觀其所養也。

讲 解

此段谈了《黄帝内经素问》第二篇《四气调神大论》的理论，可以参阅《内经》原文。

春天该披发缓行，目的为以使志生，要使心气慢慢升起来，这就是调神。

为什么叫调神不叫调气？因为身体里很多东西的发生，是不可测的，是天地之精神在身体里的表现，而且它也会体现在人们的精神上，这是很神奇的东西。而且，它想生的时候，不得不生，它想灭的时候，不得不灭，这些不受我们念头控制。不要总觉得自己是宇宙的主人，其实，我们能顺着天地的规律走好就已经很不容易了。无论看病还是学习，学得越久越觉得学识卑微，人的精神反倒越坦荡。这和冲浪一样，很多时候是随着浪走的，是不能逆着往上扑的。能够把这东西用好了，能预测了，就如神了。

后面讲了神形气志时的关系。

志完气充，与时为宜：可见，时间非常重要。

则神与生相保：生机就出来了。

接下来补充了神与生相保的好处，就是长生久视，长寿的要点就在这里。

最后讲了养真气，要关注志意神的调养，不仅仅是起居住处的调整。

一定要记住，《圣济经》中的内容很成体系，而且是从各个角度进行阐释的，极其有用。

31条　逆春气则少阳不生

故曰逆春氣則少陽不生，肝氣內變，逆夏氣則太陽不長，心氣內洞，逆秋氣則太陰不收，肺氣焦滿，逆冬氣則少陰不藏，腎氣獨沉。

豈特四時爲然，至有失旦暮之常，不知收拒，而形困薄者多矣。

然則處天地之和，從八風之理，內以恬愉爲務，外不勞形於事，非聖人孰能之。

——《聖濟經·體眞篇·頤神協序章第四》

注　释

1. 逆春氣則少陽不生，肝氣內變：《類經》：春令屬木，肝膽應之。《藏氣法時論》：肝主春，足厥陰少陽主治。故逆春氣，則少陽之令不能生發，肝氣被郁，內變爲病。此不言膽而只言肝者，以藏氣爲主也。

2. 逆夏氣則太陽不長，心氣內洞：《類經》：夏令屬火，心與小腸應之。《藏氣法時論》：心主夏，手少陰太陽主治。故逆夏氣，則太陽之令不長，而心虛內洞，諸陽之病生矣。

3. 逆秋氣則太陰不收，肺氣焦滿：《類經》：秋令屬金，肺與大腸應之。《藏氣法時論》：肺主秋，手太陰陽明主治。故逆秋氣，則太陰之令不收，而肺熱葉焦，為脹滿也。

4.逆冬氣則少陰不藏，腎氣獨沉：《類經》：冬令屬水，腎與膀胱應之。《臟氣法時論》：腎主冬，足少陰太陽主治。故逆冬氣，則少陰之令不藏，而腎氣獨沉。藏者藏於中，沉者沉於下。腎氣不蓄藏，則注洩沉寒等病生矣。

5.恬：《說文》：安也。《尚書·梓材》：引養引恬。

又，《康熙字典》：靜也。《莊子·繕性》：以恬養志。

6.愉：《玉篇》：悅也，顏色樂也。《禮記·祭義》：必有愉色。《論語》：愉愉如也。《註》：愉愉，和悅之貌。

又，《爾雅·釋詁》：樂也。《詩經·唐風》：他人是愉。《註》：安閑之樂也。

7.內以恬愉為務，外不勞形於事：《類經》：內無思想則心靜，故精神無傷；外不勞形則身安，故形體不敝。內外俱有養，則恬愉自得而無耗損之患。

讲解

此段论述一些发病的机理，也就会形成一种体质。要知道，很多患者得病，并不是他体质完好，仅仅着了点凉，或者是吃坏了肚子，就出现了疾病，其实，往往都潜藏着一些别的机理。这时候处理的话，就不能简单地说是外感风寒了。近来，最时髦的一词——基础病，有类似之意。古人的医论，甚至包括《金匮要略》《伤寒论》，都只能作为基础教学内容，作为简单模型理解，不能处理大规模复杂系统。这就是"读书三年，天下无病可医；

临证三年，天下无方可用"的道理。现实遇到的问题，远比经典里面阐释的一些范例要复杂得多。经典是示人规矩，没有办法来展示更现实、更复杂的东西。

处天地之和，从八风之理，内以恬愉为务，外不劳形于事。徽宗赵佶成天写字画画，就是养生，所以，他能活得久。诗歌能很好地调节情绪，能使你升华，有决断力，提高认知，这样会对很多事情产生一种隔离感，或者是处理的清晰感。在此推荐袁枚的《随园诗话》，想学深了，读读《文心雕龙》，研究一下阴阳五行在诗歌中怎么体现的。心气在不同的韵律下，心情会产生什么变化。然后，你的治病方法自然而然就产生出来了。比如平仄就是阴阳。写诗很重要，能让人变得舒服，"诗誌"。

见闻与体悟

有一年回家，我爸爸说，他心动过缓，每分钟四十几次，很不舒服，让我想想办法。我开了一张方子，四逆汤加减，有效，脉搏跳到了五十几下。但是，没有解决问题。过了几天，我要走了，头天晚上，又说起了他心动过缓的问题。我认真地梳理了一下他的生活起居、饮食药物，发现了问题所在。他吃钙片，喝高钙奶，还吃一种香港的含有大比例钙的胃药，问题就很清楚了。于是，我让他把所有的这些含钙的东西都停了，没几天，他的心动过缓就好了！这就是，不知收拒而形困薄。

32 条　起居如惊

彼起居如驚，神氣乃浮，與夫務快其心，逆於生樂者，何足以達此。

道者，聖人行之，愚者佩之，豈虛語哉。

——《聖濟經·體眞篇·頤神協序章第五》

注　释

1. 起居如驚，神氣乃浮：《類經》：如驚，謂舉動卒暴，不慎重也。若起居不節，則神氣外浮，無復中存，邪乃易入矣。

2. 務快其心，逆於生樂：《類經》：快心事過，終必爲殃，是逆於生樂也。

3. 聖人行之，愚者佩之：《類經》：聖人與道無違，故能行之；愚者信道不篤，故但佩服而已。夫既佩之，已非無悟，而尚稱爲愚。今有並陰陽不知而曰醫者，又何如其人哉？！老子曰：上士聞道，勤而行之；中士聞道，若存若亡；下士聞道，大笑之。不笑不足以爲道，正此謂也。

讲　解

起居如惊，神气乃浮，务快其心，逆于生乐。很多人经常熬夜看球、蹦迪，这就叫务快其心，逆于生乐。人不能仅通过自身的一点感觉和冲动来认识世界。

对事物真实的理解，往往是从痛苦中——从别人的痛苦中，从自己痛苦中，慢慢锤炼出来的，没有天然的。说假话，很好听，但刚性不够，遇到事就崩了。真实的东西，都是从苦难中慢慢"熬"出来的。

见闻与体悟

快乐，是人性中最重要的追求。跟一个不知好歹的人谈良药苦口，基本上就是找死局。大多数人，容不下疾病的痛苦，也受不了治疗时的痛苦成本。

先秦有一个故事，一个国王病了，昏睡不醒，不理朝政。王妃和太子很着急，请来了别国的名医。这位名医看后就判断，病是可以看，不过，看好了，也就是我掉脑袋的时候了。王妃和太子一听说病能看好，当然是千保障万祈求的。最后，名医同意给治疗了。他用了一个国王生气大怒的情志疗法。国王病好了，但是不管别人怎么劝，一定要杀了名医，于是名医从容就死。

其实，我在现实中，遇到不少这样的患者，尤其是自诩有点儿成就、才智的患者。

33 条　声合五音

　　聲合五音，色合五行，脈合陰陽，孰為此者，理之自然
也。玄牝賦形，既有自然之理，良工治疾，亦有自然之宜。或
以指別，或以類推，或以意識，或以目察。有治而愈者，有不
治而愈者，有可湯液醪醴者，有可針石灸焫（ruò）者。唯能
審奇常明標本，知內外別參伍，則萬物之術舉積此矣，奚必操
詭譎以求異於世俗哉。

——《聖濟經·體眞篇·通術循理章第六》

注　释

　　1. 玄：《說文解字注》：幽遠也。《道德经》：玄之又玄，眾妙
之門。《淮南子》高注曰：天也。聖經不言玄妙，至偽《尚書》
乃有玄德升聞之語。

　　2. 牝（pìn）：殷仲文詩：哀壑叩虛牝。韓愈《贈崔立之詩》：
有似黃金擲虛牝。《註》：牝，谿谷也。

　　3. 賦：《韻會》：稟受也，給與也。《中庸》：天命之謂性。註：
性者，人所稟受。《朱傳》：氣以成形，而理亦賦焉。又布也。
《詩經·大雅》：明命使賦。傳：賦，布也。

　　4. 焫：《玉篇》：燒也。中醫指用火燒針以刺激體表穴位。

5. 參伍：傅景華《黃帝內經素問譯注》云：參伍：參，相參互證。伍，類比同異。張介賓：以三相較謂之參，以五相類謂之伍。三元相較，五行比類，三元序列和五行序列的變化，錯綜復雜，可至無限。故用以代表相參類比的思維方式和推理方法。

6. 舉:《說文》: 興也。《廣韻》: 擎也。

讲 解

此段内容很丰富。首先，自然之理宜。所谓自然，跟现代说的物理（physics）的希腊原始概念很接近。所以，在现代中医的诠释过程中，应该有力学、电磁学、量子物理、人工智能、系统论等内容，这是必然的。潘顺祥主编的《〈内经〉多学科研究》大家可以翻翻，这本书从十七个不同学科纬度探讨中医的经典概念和理论。当然，需要你们有这十七个相关学科的基础知识，否则，还是鸡同鸭讲。其次，谈了四类诊查方法和四种治疗手段。第三，奇常、标本、内外、参伍，这四类分析方法。第四，批评了哗众取宠、妖魔鬼怪的错误行为。

见闻与体悟

我所学的针刺学派，主要有张世杰先生的古法针刺和雷立屏医生的针脉并用两个类别，再加上中国古典术数哲学的理念和技术，所以用针稀疏（《灵枢》语），用针基本都是一寸针，偶尔在环跳和睛明使用一寸半针和半寸针。由于用针少，在加拿大行医时，遭到了个别患者的反对，他们认为花了那么多钱，成百上千元，却只扎了五六根针，用了十来分钟，亏了。这就是患者的认知，被他们所认知事物的表面所迷惑。自然，什么样的市场，就造就什么样的服务。必操诡谲，异于世俗，就成了市场上的大路货的标准。又有几个患者，能够平心论道呢！

34 条　藏于精者

　　聖人著教謂：藏於精者，春不病溫。則論溫熱者，宜識全精之本。

　　謂：知七損八益，二者可調。則論陰陽之勝者，宜識天癸之度。

　　謂：筋脈和同，骨髓堅固，氣血以從，必本於陳陰陽。蓋衝和不偏，斯無陽狂陰閉之患。

　　謂：骨正筋柔，氣血以流，腠理以密，必本於和五味。蓋五味相濟，斯無五宮之傷。

　　凡治病於未萌者如此。

——《聖濟經·體眞篇·通術循理第六》

注 释

　　1. 精：《類經》：人身之精，眞陰也，為元氣之本。

　　2. 藏於精者，春不病溫：《類經》：精耗則陰虛，陰虛則陽邪易犯，故善病溫。此正謂冬不按蹺則精氣伏藏，陽不妄升則春無溫病。

　　3. 七損八益：《類經》：七為少陽之數，八為少陰之數。七損者言陽消之漸，八益者言陰長之由也。一曰：七損八益者，乃互言陰陽消長之理，欲知所預防也。如《上古天眞論》云：女得七數，男得八數。使能知七之所以損，則女可預防其損而益自在也；能知八之所以益，則男可常守其益而損無涉也。陰陽皆有損益，能知所預，則二者何不可調哉？此說亦通。

4.筋脈和同，骨髓堅固，氣血以從，必本於陳陰陽。蓋衝和不偏，斯無陽狂陰閉之患:《類經》：陳陰陽，猶言鋪設得所，不使偏勝也，故於筋脉骨髓，無不和調，氣血皆從，從則順矣。

5.骨正筋柔，氣血以流，腠理以密，必本於和五味。蓋五味相濟，斯無五宮之傷:《類經》：五味入口，藏於胃以養五藏氣，故當謹和五味，則骨正筋柔，氣血以流。蓋凡在內者，皆陰氣為之主也。然陰氣在里，腠理在外，若不相及，而此曰腠理以密者，緣陰陽表裡，原自相依，不惟陽密足以固陰，而陰強乃能壯陽也。

讲 解

此段论述了藏精、七损八益、筋脉和同、骨正筋柔等相关理论，目的是治病，而且是识得先机的预防性治疗。孙子曰：先知谓之神。大家应该深刻理解预判的重要性和理论使用的必要性。

七损八益出自《黄帝内经素问》，七和八主要是少阴、少阳的问题，就是女子七七、男子八八，这是人的生命周期，看病的时候要按照生命周期来看。

治未病必须要考虑到阴阳、天癸、全精。

在这里讲一个关于未萌的医案。我刚到多伦多时，有一个学生（我当时在一个学校讲课，学生比较多），遇到了一场大病，我答应为其治疗。在治疗了一段时间之后，这个学生的家属开始质疑，比如看病的周期、费用等，还有他的预后。我从一开始就有一个很清晰的预测，并告诉了这个学生："你的病比较复杂，明年春天你会有一关，一定要扛过去。"

秋天的时候，他的家人来问了："这病到底怎么样啊？为什么这么长时间都没好啊？"很明显，大家有异议了，没有产生合力。很多患者，都是在这样一种环境或者一种情绪下，最后放弃了正确的治疗。我当时在诊所和他讨论这问题，我跟他说："你还记得我一开始跟你说的话吗？你明年春天有一关要过（这里的关，就是指整个病情将会变得比较重的一个可能）"。

大家要注意一个事实：治病过程并不是一帆风顺的，可能会很曲折。由于四季的变化，人事的冲击，很多疾病都是反反复复的，在特殊情况下甚至能出现死亡。不是所有病，能在一年内百分之百地治好；有很多种病，往往需要 3～5 年，才能够彻底得到平复，这跟十四年抗战的打仗是一样的。

我们交谈一番后，就继续治疗。果然，第二年春天的一天，这个同学突然间出现高血压，进而产生了喷射性呕吐。颅内压升高是很严重的问题，当时，他的收缩血压直接到了 220～230mmHg。经过一番治疗后，反复了一下，病情才算稳定下来，后来康复了。

这就是一个止疾于未萌的典型医案。我推演到这位患者半年后会有暴发的情况，于是提前埋下伏笔，时候一到就扛住了，否则，没有半年的伏笔和准备，就很难说严重到什么样了。这点很重要，所谓"先知谓之神"。学好这些道理，才能进行稍微长远的时空推演，才能治疗未病。

　　现在流行的治未病，是不在临床一线的医生的噱头，他们现实病还治不好呢，谈什么治未病呀，只能是好治不病以为功而已。

35 条　各通其藏脉

至於論熱病，則曰各通其藏脈，懼汗泄非宜也。

論癰腫筋攣，則曰治以四時之勝，懼砭石妄施也。

論脾癉口甘，則曰治之以蘭，姑欲蠲其陳氣，懼藥性之過悍也。

伏梁疑若可攻，特告以勿動巫奪；息積疑若可毒，特告以積為導引。

脈不至若瘖，特告以不治自已；陽厥怒狂，特告以奪食即已。

凡治病於已然者如此。

——《聖濟經·體眞篇·通術循理章第六》

注 释

1. 熱病：《素問·熱論》：今夫熱病者，皆傷寒之類也。

2. 癰腫：《靈樞·癰疽》：寒邪客於經絡之中，則血泣，血泣則不通，不通則衛氣歸之，不得復反，故癰腫。

3. 筋攣：《諸病源候論》：筋得風熱則弛縱，得風冷則攣急。

4. 砭石：《類經》：石針也。

5. 脾癉：《諸病源候論》：有病口甘者，名為何？何以得之？

此五氣之溢也，名曰脾癉。

6. 治之以蘭：王冰注，能發散故也。

7. 蠲：《玉篇》：除也，疾也。

8. 伏梁：《諸病源候論》：伏梁者，此由五臟之積一名也。心之積，名曰伏梁，起於臍上，大如臂。

9. 亟：《說文解字注》：敏疾也。支部曰：敏者，疾也。疾者，本無其字，依聲託事之字也。後人以捷當之。今人亟分入聲去聲，入之訓急也，去之訓數也。古無是分別。數亦急也。非有二義。

10. 息積：《素問·奇病論》：病脅下滿，氣逆，二三歲不已，是為何病？岐伯曰：病名曰息積，此不妨於食。

11. 瘖：即失音。

12. 陽厥：《類經》：陽氣宜於暢達，若暴有折剉，則志無所伸，或事有難決，則陽氣被抑，逆而上行，故為怒狂，病名陽厥。

13. 怒狂：《類經》：怒狂者，多怒而狂也，即罵詈不避親疏之謂。

讲 解

本段讲治已病。治已病最害怕就是过分。

治四时之胜，即利用时间点治疗。比如治疗汗手脱皮，夏天不好治，一立秋，一下就治好了。适于四时，就是不得不生、不得不灭的时候，这时候一干预，就可以形成蝴蝶效应，反过来，则不然。

前阵子给一位医学名人王老先生看病，在春天，一摸脉汹涌澎湃，就觉得特别不好，我推断他可能在立秋前后有一关，结果，老先生在立秋前一天去世了。这个例子是想让大家对时间、四季有实实在在的理解。看病时，如果能推断出来容易暴发的点，在组方用药的时候，就要守那个点，这就是定性、定量、定时空地把守。

36条　皆达自然之理

是皆達自然之理，以合自然之宜，故能優游於望聞問切之間，而坐收全功。

若乃泥通方，惑劃說，不審逆從，不別陰陽，湯劑並進，針石交攻，曾不知，穀氣不入，眞氣既微，故疾未已，新病復起。

此疏五過徵四失者，以受術不通，不能循理，為粗工之戒。

——《聖濟經·體眞篇·通術循理章第六》

注　释

1.達：《康熙字典》：通也。一曰迭也。

2.理：《說文》：治玉也。徐曰：物之脈理，惟玉最密，故從玉。《淮南子·覽冥訓》：夏桀之時，金積折廉，璧襲無理。《註》：用之煩數，皆鈍而無文。

又，《說文》徐註：治玉治民皆曰理。《尚書·周官》：論道經邦，燮理陰陽。《漢書·循吏傳》：政平訟理。

又，《玉篇》：道也。《廣韻》：義理。《易經·繫辭》：易簡而天下之理得矣。

3. 合：《玉篇》：同也。《易經·乾卦》：保合太和。《詩經·小雅》：妻子好合。

又，《康熙字典》：配也。《詩經·大雅》：天作之合。《漢書·貨殖列傳》：糵麯鹽豉千合。師古曰：糵麯以斤石稱之，輕重齊則爲合。鹽豉以斗斛量之，多少等亦爲合。合者，相配耦之言耳。

4. 宜：《說文》：所安也。《增韻》：適理也。《易經·泰卦》：後以財成天地之道，輔相天地之宜。《禮記·王制》：齊其政，不易其宜。

讲 解

此段讲的就是道法自然。

大家一定要注意，无论是旧病还是新病，对其逻辑关系的展开、变化，要有一个整体系统观念、成局的观念以及天人合一的观念，否则，就会出现五过四失。

见闻与体悟

自然之理，在希腊语中，就是 physic，后来，翻译为了物理。这是一个明显的翻译错误，即概念的内涵变小了，不逻辑对等了。这类没有古汉语基础乱翻译的情况近代很多。

人类对于生命的认知，常见的有两种，一种是超越自然的，一种是自然之内的。这就是为什么有不同的解释。还有一个有意思的问题，对于中医临床和理论的解释，到底是化学清晰呢，还是物理清晰呢，当然这需要排除商业利益的干扰后。这就是为什么，这几年来，人们很喜欢使用牛顿力学或者量子力学等理论，来解释纯中医有效而神奇的现象。同样，当遇到喜欢化学的临床学派，必然因为化学本身的局限而解释显得荒谬。

延伸阅读

帝曰：凡未診病者，必問嘗貴後賤，雖不中邪，病從內生，名曰脫營。嘗貴後賤者，其心屈辱，神氣不伸，雖不中邪而病生於內。營者，陰氣也。營行脈中，心之所主，心志不舒，則血無以生，脈日以竭，故為脫營。中，去聲。嘗富後貧，名曰失精，五氣留連，病有所並。嘗富後貧者，憂煎日切，奉養日廉，故其五臟之精，日加消敗，是為失精。精失則氣衰，氣衰則不運，故為留聚而病有所並矣。

醫工診之，不在臟腑，不變軀形，診之而疑，不知病名。如前二病者，求之內證則臟腑無可憑，求之外證則形軀無所據，診者不明其故，則未有不疑而莫識其為何病也。身體日減，氣虛無精。其病漸深，則體為瘦減；其氣日虛，則精無以生。《陰陽應象大論》曰氣歸精、精食氣故也。病深無氣，灑灑然時驚。及其病深，則真氣消索，故曰無氣。無氣則陽虛，故灑灑然畏寒也。陽虛則神不足，故心怯而驚也。病深者，以其外耗於衛，內奪於榮。精氣俱損，則表裡俱困，故外耗於衛，內奪於榮，此其所以為深也。良工所失，不知病情，此亦治之一過也。雖曰良工，而不能察此，則不得其情，焉知其本，此過誤之一也。

凡欲診病者，必問飲食居處。飲食有膏粱藜藿之殊，居處有寒溫燥濕之異，因常知變，必詳問而察之。暴樂暴苦，始樂後苦，皆傷精氣，精氣竭絕，形體毀沮。樂則喜，喜則氣緩，苦則悲，悲則氣消，故苦樂失常皆傷精氣，甚至竭絕，則形體毀沮。沮，壞也。樂音洛。沮，將魚切。暴怒傷陰，暴喜傷陽。怒傷肝，肝藏血，故傷陰。喜傷心，心藏神，故傷陽。厥氣上行，滿脈去形。厥氣，逆氣也。凡喜怒過度而傷其精氣者，皆能令人氣厥逆而上行。氣逆於脈，故滿脈。精脫於中，故去形。《陰陽應象大論》有此四句，見陰陽類一。

愚醫治之，不知補瀉，不知病情，精華日脫，邪氣乃並，此治之二過也。不明虛實，故不知補瀉。不察所因，故不知病情。以致陰陽敗竭，故精華日脫。陽脫者邪並於陰，陰脫者邪並於陽，故曰邪氣乃並。此愚醫之所誤，過之二也。

善為脈者，必以比類奇恆，從容知之，為工而不知道，此診之不足貴，此治之三過也。比類，比別例類也。奇恆，異常也。從容，古經篇名，蓋法在安詳靜察也。凡善診者，必比類相求，故能因陰察陽，因表察里，因正察邪，因此察彼，是以奇恆異常之脈證，皆自從容之法而知之矣。《易》曰：引而伸之，觸類而長之，天下之能事畢矣。其即比類之謂歟。工不知此，何診之有，此過誤之三也。又《示從容論》曰：脾虛浮似肺，腎小浮似脾，肝急沉散似腎。此皆工之所時亂也，然從容得之。詳疾病類九。

診有三常，必問貴賤，封君敗傷，及欲侯王。三常，即常貴賤、常貧富、常苦樂之義。封君敗傷者，追悔已往。及欲侯王者，妄想將來。皆致病之因。故貴脫勢，雖不中邪，精神內傷，身必敗亡。抑鬱不伸，故精神內傷。迷而不達，不亡不已也。始富後貧，雖不傷邪，皮焦筋屈，痿躄為攣。憂愁思慮，則心肺俱傷，氣血俱損，故為是病。躄音璧，足不能行也。醫不能嚴，不能動神，外為柔弱，亂至失常，病不能移，則醫事不行，此治之四過也。戒不嚴，則無以禁其欲。言不切，則無以動其神。又其詞色外為柔弱，而委隨從順，任其好惡，則未有不亂而至失其常者。如是則病不能移，其於醫也何有？此過誤之四也。

凡診者，必知終始，有知余緒，切脈問名，當合男女。必知終始，謂原其始，要其終也。有知餘緒，謂察其本，知其末也。切其脈必問其名，欲得其素履之詳也。男女有陰陽之殊，脈色有逆順之別，故必辨男女而察其所合也。離絕菀結，憂恐喜怒，五臟空虛，血氣離守，工不能知，何術之語。離者失其親愛，絕者斷其所懷，菀謂思慮抑鬱，結謂深情難解，憂則氣沉，恐則氣怯，喜則氣緩，恚則氣逆，凡此皆傷其內，故令五臟空虛，血氣離守，醫不知此，何術之有。菀，郁同。嘗富大傷，斬筋絕脈，身體復行，令澤不息。大傷，謂甚勞甚苦也。故其筋如斬，脈如絕，以耗傷之過也。雖身體猶能復舊而行，然令澤不息矣。澤，精液也。息，生長也。故傷敗結，留薄歸陽，膿積寒炅。故，舊也。言舊之所傷，有所敗結，血氣留薄不散，則鬱而成熱，歸於陽分，故膿血蓄積，令人寒炅交作也。炅，居永切，熱也。粗工治之，亟刺陰陽，身體解散，四肢轉筋，死日有期。粗工不知寒熱為膿積所生，膿積以勞傷所致，乃治以常法，急刺陰陽，奪而又奪，以致血氣復傷，故身體解散，四肢轉筋，則死日有期，謂非粗工之誤之者耶！亟音棘。醫不能明，不問所發，唯言死日，亦為粗工，此治之五過也。但知死日，而不知致死者，由於施治之不當，此過誤之五也。

凡此五者，皆受術不通，人事不明也。不通者，不通於理也。物理不通，焉知人事。以上五條，所不可不知也。

故曰聖人之治病也，必知天地陰陽，四時經紀。陰陽氣候之變，人身應之，以為消長，此天道之不可不知也。五臟六腑，雌雄表裡，刺灸砭石，毒藥所主。臟腑有雌雄，經絡有表裡，刺灸石藥各有所宜，此藏象之不可不知也。從容人事，以明經道，貴賤貧富，各異品理，問年少長，勇怯之理。經道，常道也。不從容於人事，則不知常道，不能知常，焉能知變？人事有不齊，品類有同異，知之則隨方就圓，因變而施，此人事之不可不知也。審於部分，知病本始，八正九候，診必副矣。八正，八節之正氣也。副，稱也。能察形色於分部，則病之本始可知；能察邪正於九候，則脈之順逆可據，明斯二者，診必稱矣。此色脈之不可不知也。

——《類經·論治類》

　　診不知陰陽逆從之理，此治之一失也。陰陽逆從之理，脈色證治，無不賴之。不知此者，惡足言診？此一失也。

　　受師不卒，妄作離術，謬言為道，更名自功，妄用砭石，後遺身咎，此治之二失也。受師不卒者，學業未精，苟且自是也。妄作離術者，不明正道，假借異端也。謬言為道，更名自功者，侈口妄譚，巧立名色以欺人也。及有不宜砭石而妄用者，是不明針灸之理，安得免於災咎？此二失也。

　　不適貧富貴賤之居，坐之薄厚，形之寒溫，不適飲食之宜，不別人之勇怯，不知比類，足以自亂，不足以自明，此治之三失也。適，察其所便也。坐，處也。察貧富貴賤之常，則情志勞逸可知。察處之薄厚，則奉養豐儉可知。察形之寒溫，則強弱堅脆、受邪微甚可知。察飲食之宜否，則五味之損益、用藥之寒熱可知。凡此者，使不能比別例類以求其詳，則未免自亂矣，明者固如是乎？此三失也。

　　診病不問其始，憂患飲食之失節，起居之過度，或傷於毒，不先言此，卒持寸口，何病能中？妄言作名，為粗所窮，此治之四失也。凡診病之道，必先察其致病之因，而後參合以脈，則其陰陽虛實，顯然自明。使不問其始，是不求其本也。又若憂患飲食之失節，內因也。起居之過度，外因也。或傷於毒，不內外因也。不先察其因而卒持寸口，自謂脈神，無待於問，亦焉知眞假逆從。脈證原有不合，倉卒一診，安能盡中病情？心無定見，故妄言作名。誤治傷生，損德孰甚，人己皆為所窮，蓋粗疏不精所致，此四失也。

——《類經·論治類》

37条 体真小结

——《聖濟經·體眞篇》

讲 解

什么是体？体，可为名词（身体），亦可为动词（体会）。

什么是真？真，《说文》："仙人变形而登天也"。修道成为仙人，即为真。

什么是体真？体真，医学之体，医学之真。生命最本质的东西是什么？体会什么是生命，什么是疾病，什么是健康。

整体来说，体真是讲医学之体，医学之真，即讲医道的真实之处。

真就是在讲生机，生命的机理、系统怎么来？是天地本存？还是人为造作？还是天人合发的？基本上都是天人合发的。

六章包括两个部分。

前三章论述阴阳、精神、气形，由阴阳导入精神，导入气形，阴阳体系分三层阐述。

后三章论述地味、天序、人用（地、天、人）。

地味，吃喝要妙，要和于系统。

天序分天地之序和生命之序，既有能量序，也有结构序。体内有不得不生、不得不死的一种力量，要巧妙地处理它。人生于天地之间，无时无刻不受天地之序的影响。因此，在看病过程中，必须要考虑天地这个大系统。有了这样的认识，才能展开大规模、格局性的排兵布阵，提前设兵，以备之后的打击。有了系统，就有了系统逻辑，也就有了时空的延展。

通术循理，是讲术和道。使用一个东西时，要在一个系统逻辑下，沿着序和理来进行。何为理？理就是一种序，是内在的规律。《说文》："治玉也。"治玉石要顺着玉石的纹路走，即顺着内在的道理走。

医道之真，真在哪？真在有道理、标准可循，有方法论可解。

前三章告诉我们健康的标准，要达到的目标是：阴阳适平，精神内守，气形充符。

后三章告诉我们保养生命的途径，即地、天、人三个维度，即饮和食德、颐神协序、通术循理。

吃喝是生命延续下去的重中之重，得吃，得懂吃。

人与天地之序合拍，能活得省劲、长久。

不管前两者做没做到，我们身体还是会时不时出问题。为什么？因为"天地之气，弗得其平，犹有愆伏之患，人而并毗可乎"——天有不测风云，一时狂风四起，暴雨突至，天地尚且有不"阴阳适平"的时候，更别说天地之间渺小如尘埃的我们了。所以，病来要治病。治病别找偏方。生死之事，总拿自己试错，得不偿失。循着理找到方向，有了方向才能确定方法。否则，在错的方向上，越努力越完蛋。

读书感言

三百多天前，跟随师父开启读段书之时，我没想到会走到这里。那时候，我以为这件事很简单，毕竟上学时语文分数还行。然而跟随师父学习后，才意识到，我就是个文盲，古文水平差，历史知识差，逻辑推理差，问题病太多，还总喜欢加入一些自以为是的理解和想象。

师父常问我为什么，想过没，我总是当时傻在那里，心想：这些已有的东西不是拿来就用么，记住就好啊，怎么还要问为什么。师父告诉我，学问，得一个字一个字砸，将概念理解透了，才有形成系统的可能，需要不断地思考和钻研，去分辨真假、对错，别以为古人都是圣人，他们出错也是常事，他们也会骗人，这是人性，毕竟人经常连自己都骗。

他说："有的人问了很多为什么，信了，这叫科学。有的人不问为什么，就信了，这叫宗教。信了不一定是迷信，也不一定不正确。因为在科学里面，到了公理层面，是不可以问为什么的。公理也是宗教。"

时至今日，我终于不再那么容易被忽悠了。网红的一些课程，打开一听，前十分钟还没进入主题，就全是胡说八道，用《新华字典》的水平解释古文，让大家瞬间听懂，于是接着扯，可不就会让人觉得他深入浅出嘛。很多养生文，看一眼就知道作者是不是真有干货，其内容是不是值得花费时间去阅读和践行。

　　人生苦短，时间何其宝贵，每花出去的一分钟都不可能再回来，花点时间逐步完善投资筛选机制，还是挺值得的。

38条　原化总括

——《聖濟經·原化篇》

注 释

1.原:《漢書·食貨志》: 農漁商賈四者, 衣食之原。《董仲舒傳》: 道之大, 原出於天。《司馬相如傳》: 爾陝游原。孟康曰: 原, 本也。

2.化:《素問·天元紀大論》: 物生謂之化, 物極謂之變。

又,《六微旨大論》: 物之生從乎化, 物之極由乎變, 變化之相薄, 成敗之所由也。

又,《五常政大論》: 氣始而生化, 氣散而有形, 氣布而蕃育, 氣終而象變。

又,《韻會》: 天地陰陽運行, 自有而無, 自無而有, 萬物生息则爲化。

讲　解

《原化篇》讲的是生命的发生，五脏是怎么形成的，胎儿是怎么长大的，它们是按照怎样的秩序、逻辑发生的，这是生生之理——生理，也是从哲理转入生理最重要的过程。有了生理，我们才有了讨论生命存在、变化以及治疗疾病的依据。正如最后说的，天，不人不因。

化，《素问·天元纪大论》讲"物生谓之化，物极谓之变"，刚开始是化，到极点会发生变，跟我们讲量变到质变规律是一样的。

此篇一共 6 章，32 小节。分为两部分，一是生命的孕育，先后天的过程；二是五脏生成的次序，我们怎样滋养和呵护生命。

第一章讲先天（地），气和形没出现之前的状态。第二章讲后天（地），气和形出现之后的状态。第三章讲生和成、气和形的关系。第四章讲五脏生成的次序，形、气、生、克是重点，这里有个阴阳体系，相克出形，属阴，相生化气，属阳。第五章讲怎样保护生命，用制作陶器、金属来形容生命陶冶的过程。第六章讲喂养，强调饮食要合乎规律，不能乱吃乱喝，否则就不是养生，而是戕生了。

39条 太初太始

有泰初，有泰始。渾淪一判，旣見氣矣，故曰泰初。旣立形矣，故曰泰始。

氣初形始，天地相因。生生化化，品物彰矣。故曰：大哉乾元，萬物資始。至哉坤元，萬物資生。

有生之初，雖陽予之正，育而充之，必陰為之主，因形移易，日改月化，無非坤道之代終也。

——《聖濟經·原化篇·孕元立本章第一》

注 释

1. 元：《說文》：始也。

又，《精薀》：天地之大德，所以生生者也。元字從二從人，仁字從人從二。在天爲元，在人爲仁，在人身則爲體之長。《易經·乾卦》：元者，善之長也。

2. 本：《說文》：木下曰本。從木，一在其下，草木之根柢也。

3. 初：《說文》：始也。

4. 泰初：《列子·天瑞》：太初者，氣之始也。

5. 始：《廣韻》：初也。《易經·乾卦》：大哉乾元，萬物資始。

6. 泰始：《列子·天瑞篇》：太始者，形之始也。

7. 天:《說文》: 顚也。至高在上，從一，大也。《易經·說卦》: 乾爲天。

8. 有:《說文》: 不宜，有也。

又,《玉篇》: 不無也，果也，得也，取也，質也，宷也。

9. 主:《說文》: 鐙中火。

又,《康熙字典》: 賔之對也。《禮記·檀弓》: 賔爲賔焉，主爲主焉。

又,《康熙字典》: 宰也，守也，宗也。《易經·繫辭》: 樞機之發，榮辱之主也。

10. 代:《說文》: 更也，替也。

讲 解

这章讲的是哲理（天道）向人理（人道）转的一些东西，所以本章题目是孕元立本。元是最初的意思，这个元跟天元、乾元都是有关系的。《易经·乾卦》云："元者，善之长也。"元也是从西北方乾元来的。本，就是根。我们谈的就是生命发生的根在哪，其互相为根据。形态的发生一定是以克来出现的，不克是出不来形的。

此段讲的是坤道代终。我们看到的生命，虽然是阳气予以的动力，但是我们能看到的现象，是坤道的表现。代，更也，更替，就是一次一次变化。

要想理解"坤"的意思，首先要知道它的发生，在它发生的基础上，再谈论更广泛的意思。

下面主要讲乾坤。这里的坤，主要指阴，主老阴、纯阴气，主形。太极生两仪，两仪生四象，四象生八卦。太极是个一，到了阴阳，一个阴，一个阳，就是两仪，阴阳套阴阳，就出现四象了。一边有两个纯阳——太阳，另一边有两个纯阴——太阴，中间是阴阳交合的，分别是少阳和少阴。在中医的六气里，还有厥阴和阳明，那是个另外的系统——六分系统。这里讲的是四分系统。但它表示的还是多少、大小的意思。再往后是八个阴阳，一边是三个纯阴，是太阴，为坤，另一边是三个纯阳，是太阳，为乾。当我们说乾坤的时候，首先是要用阴阳的属性来解释，用阴阳爻的属性来解释它，中间就出现了三个儿子，三个女儿，简称六子，是天地的六子，六气——风、寒、暑、湿、燥、火，就对应中间六子，它们都是不纯的。

本段内容开头讲了太初、太始，这是五太（太易、太初、太始、太素、太极）中的两太，五太讲的是一、二、三、四、五，这在《易经》中叫生数，六、七、八、九、十叫成数，成数就是已经成了，各多个五，这是河图中的体系。生和成，就像气和形一样。这里讲到了两个很重要的概念，一个是气，一个是形，就是此段的太初和太始。训初和始时，很有意思，《说文解字》云"初，始也。""始，初也。"《列子·天瑞》："太初者，气之始也。"就是气的开始。比如我们看到的雾气，它是一种存在，但它不是一种刚体的存在，而是一种气体的存在。气很细微的时候，我们是看不到形状的，只有开始出现浓集的时候（如云），形状就出来了，若再凝集就出现质（水、冰）了。

气、形、质是很重要三个东西。我们是通过显现出来的气、形、质来看到变化，如果没有这一系列的现象，我们什么都感觉不到，这个过程就是坤道代终。

40 条　妊胞胚胎

謂之妊，陽既受始，陰壬之也。

謂之胞，巳為正陽，陰包之也。

謂之胚，未成為器，猶之坯也。

謂之胎，既食於母，為口台也。

若娠則以時動也，若懷則以身依也。

天之德，地之氣，陰陽之至和，相與流薄於一體。

唯能順時數，謹人事，勿動而傷，則生育之道得矣。

——《聖濟經·原化篇·孕元立本第一》

注 释

1. 妊：《說文》：孕也。

又，《正字通》：同妊。

又，《康熙字典》：又作任。

2. 壬：《說文》：壬位，北方也。

又，《漢書·律歷志》：懷妊於壬。

3. 胞：《說文》：兒生裹也。

4. 巳：《說文》：巳也。四月陽氣巳出，陰氣巳藏，萬物見，成文章，故巳爲蛇，象形。《史記·律書》：巳者，言陽氣之巳盡也。

又，《五行大義》：巳、午為火，夏懷土，故午為純火，巳為雜火。

5. 胚：《集韻》：婦孕一月也，或從女，作妊姃。《爾雅·釋詁》：胎始也。《注》：胚胎未成，亦物之始也。初期發育的幼孢子體。胚未成為器，猶如未燒之瓦。

6. 坯：《集韻》：山再成。未燒之瓦。

7. 胎：《說文》：婦孕三月也。

又，《增韻》：凡孕而未生，皆曰胎。

8. 台：读 yí。《說文》：悅也。

9. 娠：《說文》：女妊身動也。

10. 懷：《康熙字典》：安也。

11. 德：《說文》：升也。

又，《韻會》：四時旺氣也。《禮記·月令》：某日立春，盛德在木。

《靈樞·本神》：天之在我者德也，地之在我者氣也，德流氣薄而生者也。《黃帝內經靈樞注證發微》：此詳言人身德氣等義，而唯智者為能養生也。天非無氣，而主之以理，故在我之德，天之德也。地非無德，而運之以氣，故在我之氣，地之氣也。則吾之生，德所流，氣所薄而生者也，故謂之生。

讲 解

此段讲的生育之道，有六个概念——妊、胞、胚、胎、娠、怀。文中说，妊，阴壬之，妊是妊娠的妊，壬是天干地支的壬，壬癸属水，壬是阳水，亥是水最旺的地方，之后讲的亥、巳都跟壬水有关系，任脉的任也跟壬有关系。

台，读 yí，说也，悦也，是喜悦的意思，为口的形状，是小孩儿特别喜悦的样子，通"怡"。

娠，《说文》：女妊身动也。辰，跟震也一样，凡是带辰的都意味着动，这是地支，辰者，动也。因为有阳气了，开始动了。

"天之德，地之气，阴阳之至和，相与流薄于一体"，出自《灵枢·本神》。《灵枢·本神》原文是"天之在我者德也，地之在我者气也，德流气薄而生者也"。

最后两句是讲生理和养生。顺时数，谨人事，勿动而伤，这三点为生育之道的要点。

说点题外话。做学问，很多经典都是要背的，背熟了，才能随时提取、运用和思考，就跟计算器内存一样，内存不够什么也干不了，这是基本功。要想学好一门学问，内存要一步步加大，这是功夫，也是避免老年性痴呆的锻炼。持续积累到一定程度，这些知识会一串串地出来，形成系统的学问。

见闻与体悟

顺时数，谨人事，是基本的决策手段。前两年，我治疗过一位饶姓的小朋友，13 岁，是我一位学生的儿子。小朋友开始是治疗心脏问题，后来是遗精，最后是脸上起痘痘。这三个病，表面上各自空间独立，实际上，是有着系统相关性。

我在这里，主要介绍一下痘痘的治疗。

发病在春分以后，开始是在额头上，后来逐步转向全脸。小患者的父亲，北京某名牌大学毕业，商业上小有成功，总觉得自己的直觉和学习无往不胜。这类人，在《内经》上称作骄恣不可伦于理，属于凭着财势，否认医学专业的深度和强度。

开始，我建议，天气逐渐转暖，属于病情逆势的时间，估计需要到立秋后，才能收到全功，这段时间以守为主。小朋友的爸爸不理解，也不同意，总希望找到一个秘方，一下子就把问题解决掉。他就到处寻找秘法，结果差点儿捅出大娄子。

一天下午，我在北京机场，准备去外地巡诊，突然接到小孩妈妈也就是我的那个学生的电话，小孩爸爸给小朋友抹了炉甘石液，不到半小时，小朋友直喊头痛，问我怎么办？我很生气，又是擦屁股的活儿！我告诉她，让"伟大的饶医生"上，谁出的方案，谁解决方案产生的问题。我这学生第一次服软，说道，他爸哪懂医呀，求您给指个方向。我以为，这次他们认错了，也就给了一个简单方法，用温水把抹上去的炉甘石洗掉。果然，小朋友的头痛停止了。这样相安无事了几个月。立秋后，小朋友的痘痘大面积缓解，最后，基本好了，偶有个别出现。

问题来了，商人饶认为，如果立秋后就会好了，那么，苏医生也没有干什么呀。我听了，一笑而已。斗气玩儿是不？我告诉他们，以后再有类似情况，自己试试看，就知道我做了什么。

后来，他们的女儿也起痘痘了，没有患者的坚定配合，我基本回避提供医疗意见，历时近两年，也没见本尊怎么样了。这回，立秋没有自然痊愈。也不知道，他们学会点儿什么没有。

其实，对于疗效好的医生医术的羡慕嫉妒恨，历史上多了，岂止是医学同行相倾。

这就是，顺时数，谨人事，两者缺一不可。

虽然，这个案例不是关于怀孕的例子，但是，道理完全相同。我治疗过不少不孕不育的病例，就不一一介绍了。

延伸阅读

謂之妊，陽既受始，陰壬之也。

壬子，謂之妊。《字說》：壬，一陽也，二陰也。陽既受始，陰壬之而謂之妊。解曰：壬，陽水之子也，位在亥子之間。陰至亥極矣，陽復受胎而謂之妊，於壬至子然後生。

謂之胞，巳為正陽，陰包之也。

巳，正陽也，而陰能包之，陰與陽更用事故也。巳者，孟夏之月，於卦為乾，純陽用事，故《詩》謂之正月。正月者，正陽之月也，陰方用事，而為物之主，則雖正陽，亦在所包而退聽焉。

謂之胚，未成為器，猶云坯也。

《說文》：瓦未燒者，謂之坯。胚，婦孕一月也。《字說》：坯，未成為器，猶坯也。

謂之胎，既食於母，為口以也。

《說文》：胎，婦孕二月也。《字說》：元胎既食於母，為口以焉。

若娠則以時動也。

《字說》：女娠以時動。

若懷則以身依之也。

《字說》：心所懷，則身依焉，目隸焉。

天之德，地之氣，陰陽之至和，相與流薄於一體。

《靈樞經》曰：天之在我者德，地之在我者氣，德流氣薄而生者也。

唯能順時數，謹人事，勿動而傷，則育之道得矣。

自一月積之至於十月，所謂時數也。保衛輔翼，防閑忌嗔，適其宜，所謂人事也。

——《校注婦人良方·胎教门》

41 条　四序之运

観四序之運，生長收藏，貸出萬有，儀則咸備。而天地之氣未始或虧者，蓋陰陽相養以相濟也。

—— 《聖濟經·原化篇·孕元立本章第一》

注 釋

1.生：《玉篇》：產也。《博雅》：人十月而生。《穀梁傳·莊公二年》：獨陰不生，獨陽不生，獨天不生，三合然後生。

又，《韻會》：死之對也。

又，《康熙字典》：養也。《周禮·天官·大宰》：五曰生以馭其福。註：生，猶養也。賢臣之老者，王有以養之。

2.長：《康熙字典》：生長也。《孟子》：苟得其養，無物不長。

3.收：《廣韻》：獲多也。《禮記·月令》：農事備收。《釋文》：收，如字，又守又反。

4.藏：《說文》：匿也。《易經·乾·文言》：潛龍勿用，陽氣潛藏。

又，蓄也。《易經·繫辭》：君子藏器於身，待時而動。

5.貸：《說文》：施也。《廣雅》：予也。

6.儀：《說文解字注》：度也。度，法制也。《毛傳》曰：儀，善也。又曰：儀，宜也。又曰：儀，匹也。其義相引申。

7. 備:《康熙字典》：足也。《易經·繫辭》：易之爲書也，廣大悉備。

8. 虧:《說文》：氣損也。《廣韻》：缺也。

9. 養:《玉篇》：育也，畜也，長也。《易經·頤卦》：觀頤，觀其所養也。

10. 濟:《廣韻》：渡也。

又，《康熙字典》：利用也。《易經·繫辭》：臼杵之利，萬民以濟。

又，賙救也。《易經·繫辭》：知周乎萬物，而道濟天下。又相助也。《易經·謙卦》：天道下濟而光明。

讲 解

此段论述了生命来自于天地，也符合天地的四序规律。另外，气若不亏，必须阴阳相养相济，只有这样，才能完成生命的孕育。这就是生理，生生不息之理。

贷，《说文》施也，我施予给别人叫贷，别人接受施予也叫贷，有贷出，有贷入。

仪，度也，就是法制的意思，有分寸之意。也有说仪为义者。

不要害怕一字多意，一字多意可以产生更广泛、美好的想象，对理解字意有很多好处。有可能都有用，包括发音，只要这个意思能自圆其说，它就有存在的价值，不一定要求唯一标准。毕竟，我们不是当初写书人腹中里的蛔虫。最重要的是，不人不因，能够对我们有深刻的启发和指导就好，千万别死抠。

42 条　欲拂自然之理

昧者，曾不知此，乃欲拂自然之理，謬為求息之術。

方且推生克於五行，蘄補養於藥石，以偽勝真，以人助天，雖或有子，孕而不育，育而不壽者，眾矣。

昔人論年老有子者，男不過盡八八，女不過盡七七，則知氣血在人，固自有量，夫豈能逃陰陽之至數哉。

——《聖濟經·原化篇·孕元立本章第一》

注 释

1. 拂：《正韻》：矯也，逆也。

2. 蘄：《莊子·齊物論》：予惡乎知夫死者不悔其始之蘄生乎。《註》：蘄，求也。

3. 偽：《說文解字注》：詐也。詐者，欺也。《爾雅·釋詁》：詐，偽也。按經傳多假為為偽。如《詩》人之為言卽偽言。

4. 育：《爾雅·釋詁》：育，長也。

又，《中庸》：發育萬物。《註》：育，生也。

5. 壽：《說文》：久也。凡年齒皆曰壽。《說文解字注》：久者，從後，灸之也。引申為長久。此用長久之義也。

6. 昔人論年老有子者，男不過盡八八，女不過盡七七，則知氣血在人，固自有量，夫豈能逃陰陽之至數哉:《素問·上古天眞论》: 帝曰: 有其年已老而有子者，何也? 岐伯曰: 此其天壽過度，氣脈常通，而腎氣有餘也。此雖有子，男不過盡八八，女不過盡七七，而天地之精氣皆竭矣。注: 雖老而生子，子壽亦不能過天癸之數。

讲 解

此段讲昧者拂理。有些人对道理理解不深，就徒然用一些简单的生克之术去催化、推动生育，最后会出现一些问题。

这里有几个名词大家要注意，不孕、不育、不寿是三个名词。不孕是怀不上；不育是养不住，比如习惯性流产；畸形胎儿属于不寿。

43 条　天地阴阳

天地者，形之大也。陰陽者，氣之大也。

惟形與氣相資而立，未始偏廢。

男女媾精，萬物化生，天地陰陽之形氣寓焉。

——《聖濟經·原化篇·凝形殊稟章第二》

注 释

1.形:《韻會》: 形，體也。

2.氣:《說文》: 雲氣也。象形。一曰息也。

又,《康熙字典》: 陰陽曰二氣。《太極圖說》: 二氣交感，化生萬物。

3.資:《易經·乾卦》: 萬物資始。《釋文》: 資，取也。

又,《儀禮·聘禮》: 問歲月之資。《註》: 資，行用也。

4.寓:《說文》: 寄也。

又,《康熙字典》: 居也。《孟子》: 無寓人於我室。

又,《康熙字典》: 屬也。

讲 解

此段讲形气资立。气之大、形之大，是对天地阴阳的解释，而在精里，含有天地阴阳。关于天地，宗教、哲学、医学的定义有时候是不一样的，大家不要被别人给搞晕了。《内经》里有句很有名的话"拘于鬼神者不可言至德"，学医被人家神神鬼鬼地搞晕了就学不好了。我们更多的是信奉道理，而不是糊里糊涂地被煽乎进去，我们更多的是服从理性。

阴阳者，气之大也。阴者，暗也；阳者，明也。这里主要是讲明，明是一种气，最大的那种气，它是有压力的。光是有压力的，能感觉到吧！气也是。这是阴阳定义的一部分，要攒着的。阴阳不仅仅是《说文》里的，后面要攒好多，比如阳是动，阴是静，太极动极生阳，静极生阴，这是由动静来阐述的。我还攒了一个大小的定义，大为阳，小为阴，很有用的，当这个一定义，后面有好多东西变得好玩了。

形气资立，形和气，就像阴和阳一样，是互为对立、互为因果的。形气是在生理层面讲的，阴阳是在哲理层面讲的。

44 条 七八之数

語七八之數，七，少陽也，八，少陰也，相感而流通。

故女子二七而天癸至，男子二八而天癸至，則以陰陽交合，而兆始故也。

——《聖濟經·原化篇·凝形殊稟章第二》

注 释

1.七:《說文》: 陽之正也，從一，微陰從中衺出也。《正韻》:少陽數也。

又，《類經》: 七為少陽之數，女本陰體而得陽數者，陰中有陽也。

2.八:《說文》: 別也。象分別相背之形。徐曰: 數之八，兩兩相背，是別也。少陰數，木數也。

又，《類經》: 八為少陰之數，男本陽體而得陰數者，陽中有陰也。

3.感:《廣韻》: 動也。《增韻》: 格也，觸也。《易經·咸卦》:天地感而萬物化生，聖人感人心而天下和平。

4.癸:《說文解字注》: 冬時水土平。可揆度也。揆癸叠韵。《史記·律書》曰: 癸之爲言揆也，言萬物可揆度。《正韻》: 癸者，歸也。於時爲冬，方在北，五行屬水，五運屬火。

又，《康熙字典》：天癸，天乙所生之癸水。《黄帝内經素問》：女子二七，而天癸至。

5.天癸：《類經》：天癸者，天一之氣也。夫癸者，天之水，乾名也。乾者支之陽，陽所以言氣；癸者壬之偶，偶所以言陰。故天癸者，言天一之陰氣耳，氣化爲水，因名天癸。天癸既至，在女子則月事以時下，在男子則精氣溢瀉，蓋必陰氣足而後精血化耳。陰氣陰精，譬之雲雨，雲者陰精之氣也，雨者陰氣之精也，未有雲霧不布而雨雪至者，亦未有雲霧不濃而雨雪足者。然則精生於氣，而天癸者，其即天一之氣乎，可無疑矣。

讲 解

此段谈了术数中七和八这两个数字的定性和意义。而且说了，感应是流通的基础，这也是《易经》的后天原理。最后，谈到了少男少女到一定程度，就会有一种交感，而后能产生生命。然后就会出现象，出现兆，这个过程就是相克成形，阴阳交合是兆形开始的原因。

这里的天癸概念，应该理解为与壬水相应的概念，而且是戊癸化火的癸。

45 条　九十之数

　　語九十之數，九，老陽也，十，老陰也，相包而賦形。

　　故陰窮於十，男能圍之，陽窮於九，女能方之，則以陰陽相生，而成終故也。

——《聖濟經·原化篇·凝形殊稟章第二》

注　释

　　1. 九：《說文》：陽之變也。《易經·乾·文言》：乾元用九，天下治也。《列子·天瑞》：一變而爲七，七變而爲九，九變者，究也。

　　又，《數義》：西方申、酉，金也，生數四；戊，土也，生數五。四與五相得爲九，故金成數九也。

　　2. 十：《說文》：十，數之具也。一爲東西，丨爲南北，則四方中央具矣。《易經》：數生於一，成於十。《繫辭》：天九地十。

　　又，《數義》：中央戊、己，土也，生數五；又土之為在中，其數本五。兩五相得爲十，故土成數十也。

　　3. 圍：《說文》：守也。

　　4. 方：《說文》：並船也。象兩舟省總頭形。或從水作汸。《詩經·周南》：江之永矣，不可方思。傳：方，泭也。

讲 解

此段讲相包赋形，说的九和十。一二三四五六七八九十，是一个术数的系统，是讲理的，有联系的，有联系就有逻辑，有逻辑就有后面的道理。系统产生后的定位和解释，是理性学习不同于生理、哲理的根本。

46 条　元气孕育

元氣孕育，皆始於子。自子推之，男左旋，積歲三十而至巳。女右旋，積歲二十而至巳。巳為正陽，陰實從之。

自巳懷壬，男左旋十月而生於寅，女右旋十月而生於申，申為三陰，寅為三陽，而生育之時著矣。

——《聖濟經·原化篇·凝形殊稟章第二》

注　释

1.子:《說文》: 十一月陽氣動，萬物滋入，以爲稱。《史記·律書》: 子者，滋也。滋者，言萬物滋於下也。

2.巳:《說文》: 巳也。四月陽氣巳出，陰氣巳藏，萬物見，成文章，故巳爲蛇，象形。《史記·律書》: 巳者，言陽氣之巳盡也。

3.壬:《史記·律書》: 壬之爲言任也。言陽氣任養萬物於下也。《漢書·律歷志》: 懷妊於壬。

4.寅:《史記·律書》: 寅言萬物始生螾然也，故曰寅。

5.申:《史記·律書》: 七月也。律中夷則，其於十二子爲申。申者，言陰用事，申賊萬物。

讲 解

此段讲子巳寅申，加上后面讲的亥，这几个都是地支，大家要弄清楚地支有几个，它的方位、阴阳属性，还有其他的意义怎样来理解。只有定义清楚了，才能真正地沟通和继续延展学习以及实践。

男左旋积岁三十而至巳，女右旋积岁二十而至巳。三十是十的三倍，三是天地人一层一层生出来的。在经典的算法里，有很多并不知道是从哪儿来的，但从统计学来看，特别有用。就像有人问爱因斯坦公式里的常数怎么来的，爱因斯坦回答"你不觉得它很美吗？"历史上的真实事件就是这样。

为什么都要到巳？乾坤交媾于亥，是说天地在那里交合，交合才能产物，亥里藏的天干是壬，按临官帝旺的算法，十个天干在十二地支里，有长生沐浴临官帝旺衰病死墓绝的十二步算法，壬在亥的时候就是它的临官位，到巳是壬绝了的地方，所以巳要转阴了。《史记》里对天干的定义，巳为正阳，正的意思就是最正、最大，但它已经要开始转阴了，因为壬在此绝。巳、寅、申都跟壬有关系。自巳怀壬，自巳之后绝处逢生，绝完了就开始生了，就开始怀壬了，开始抱着壬一点点出现了。

男左旋十月而生寅，左旋是阳的意思，跟太阳走；右旋的阴的意思，跟星辰走。男属阳，所以左旋；女属阴，所以右旋。在扎针过程中左转还是右转也有说法。顺着太阳转或逆着太阳转的感觉一定不一样，自己可以去感觉。

47 条 其禀赋也

其禀赋也，體有剛柔，脈有強弱，氣有多寡，血有盛衰，皆一定而不易也。

以至分野異域，則所産有多寡之宜，吉事有祥，則所夢各應其類。

是故荆揚薄壤多女，雍冀厚壤多男。

熊羆爲男子之祥，虺蛇爲女子之祥，是皆理之可推也。

——《聖濟經·原化篇·凝形殊禀章第二》

注 释

1.易：《易經·乾卦》：不易乎世。《註》：不爲世所移易也。

2.羆：《爾雅·釋獸》：羆如熊，黃白文。《註》：似熊而長頭高腳，憨猛多力，能拔樹木。

3.虺：《說文解字注》：虺注鳴者。者字今補。注者，咮字之假借。許用《考工記》文也。梓人職云：以注鳴者。鄭云：精列屬。與許不同也。上文雖下云似蜥易，下文蜥下云蜥易，則虺爲蜥易屬可知矣。

又，《康熙字典》：王虺。《楚辭·大招》：王虺騫只。《註》：王虺，大蛇。

又，《康熙字典》：水虬。《述異記》：水虬，五百年爲蛟。

讲 解

此段讲禀赋应类，讲禀赋和感应。为什么做梦不一样后面生出来的胎儿不一样？因为梦也是兆，也是形，也是气，只是没有那么坚固而已。我们平时，不能在脑子里想有什么念头就有什么念头，想出什么形象就出什么形象，同样，我们的梦也不受控。梦往往意味着一种信息、一种能量、一种生命。

从一开始大家就不一样，地方不一样，人不一样，做的梦也都不一样。关键问题是，虽然不一样，但按照类别、逻辑出现，这就有意义了。分类是所有逻辑学的基础，一旦能分类，就牵扯到同气相类、同理相求的问题了，就可以进行逻辑判断了。

48 条　胎化之法

胎化之法，有所謂轉女為男者，亦皆理之自然。

如食牡雞，取陽精之全於天產者；帶雄黃，取陽精之全於地產者；操弓矢，藉斧斤，取剛物之見於人事者。氣類潛通，造化密移，必於三月造形之先。

蓋方儀則未具，陽可以勝陰，變女為男，理固然也。

——《聖濟經·原化篇·凝形殊稟章第二》

注　釋

1.牡:《說文》:畜父也。傳:飛曰雌雄，走曰牝牡。

2.雄黃:《本草崇原》:氣味苦平寒，有毒。主治寒熱鼠瘻，惡瘡疽痔，死肌，殺精物惡鬼，邪氣百蟲毒，勝五兵，煉食之輕身，神仙。《別錄》云:雄黃出武都山谷，燉煌山之陽。武都氐羌也，是為仇池，後名階州，地接西戎界。宕昌亦有而稍劣。燉煌在涼州西數千里。近來用石門謂之新坑，始興石黃之好者耳。階州又出一種水窟雄黃，生於山岩中有水流處，其色深紅而微紫，體極輕虛，功用最勝。《抱樸子》云:雄黃當得武都山中出者，純而無雜，形塊如丹砂，其赤如雞冠，光明燁燁者，乃可用。有青黑色而堅者，名熏黃。有形色似真而氣臭者，名臭黃，並不入服食，只可療瘡疥。金剛鑽生於雄精之中，孕婦佩雄精，能轉女成男。

讲 解

此段讲胎化之法。胎化之法可能吗？至少有一点是可能的，比如成天跟男孩子在一起，女孩子就会男性化，男孩子成天跟女孩子在一起，就会女性化，这是大家能看到的。那么，会不会在生命更早期的时候产生变化呢？大家可以去研究。因为胚胎在刚开始发育的时候，会有很奇怪的一些诱发现象。从现在的基因来说，这些现象是很难诱发出来的。基因的学说是有局限性的，首先它是第二手数据，我们肉眼看不到基因内部的结构，都是通过一些仪器来看到的，这些仪器本身是有局限性的；其次，基因的表达很有限，大量隐藏的信息我们是没法看到的。

我当年在多伦多治过一例胎儿脑袋上多出一个 2.5cm 的肿块儿的病例，是按照傅青主治兔唇的思路。"兔唇缺"自古就有这种说法。我虽然没见过傅青主治兔唇的方子，但按照脉法和医理，我推出来了一套方法，后来效果还不错，一个来月，B超显示胎儿变了，脑袋上的肿块消失了。这都是中医的胎化之法。

如果中医离开气形生成和感应，那就没法谈了。当感应消失了，什么灵丹妙药都没用。比如给你吃金丹，你消化不了的时候，它就没有用。谈到病，一定是"天，不人不因"，而且是以人的消化和交感为根本的，这是《圣济经》里不断地强调的。我们的消化能力、自愈能力、生化能力和交感能力，它是有序的，是有时间和空间要求的。大家慢慢细读，这些都是将来可以应用的东西。

延伸阅读

　　胎化之法，有所謂轉女爲男者，亦皆理之自然。如食牝雞，取陽精之全於天產者，帶雄黃，取陽精之全於地產者。

　　《千金方》：轉女爲男，丹參丸，用東門上雄雞頭。又方，取雄黃一兩，絳囊盛帶之。《本草》：丹雄雞，補虛溫中，通神殺毒，其肝補腎，其冠血益陽。雄黃，人佩之，鬼神不能近，毒物不能傷。操弓矢，藉斧斤，取剛物之見於人事者，氣類潛通，造化密移，必於三月兆形之先。蓋方儀則未具，陽可以勝陰，變女爲男，理固然也。

　　《巢氏論》云：妊娠三月，始胎形，象始化，未有定儀，見物而變，欲得男者操弓矢，食雄雞。

　　　　　　　　　　　　——《校注婦人良方·胎教门》

49 条　具天地之性

　　具天地之性，集萬物之靈，陰陽平均，氣形圓備，咸其自爾。

　　然而，奇偶異數，有衍有耗，剛柔異用，或強或羸，血榮氣衛，不能逃乎消息虛盈之理，則稟貸之初，詎可一概論。

——《聖濟經·原化篇·氣質生成章第三》

注　释

　　1. 性:《說文》: 人之陽氣性善者也。

　　又,《中庸》: 天命之謂性。《註》: 性是賦命自然。

　　又,《孝經·說曰》: 性者，生之質也。若木性則仁，金性則義，火性則禮，水性則智知，土性則信。

　　又《通論》: 性者，生也。

　　2. 靈:《大戴禮》: 陽之精氣曰神，陰之精氣曰靈。

　　3. 衍:《說文》: 水朝宗於海也。《說文解字注》: 引申爲凡有餘之義。《唐韻》: 水溢也。

　　又,《康熙字典》: 布也。《漢書·司馬相如傳》: 離靡廣衍。

　　又,《集韻》: 進也。《周禮·春官》: 望祀望衍。

　　4. 榮:《康熙字典》: 人以血爲榮，以氣爲衛。《內經》: 榮衛不行，五脏不通。

讲 解

　　此段讲生理的常和变。生命产生了，就有了日常的状态。还会有变化的问题，可以变得好，也可以变得不好，变得不好就是病。所以，在研究疾病时，必须要研究常和变。

　　虽然天地的灵和性，每个人都具备，但人与人不一样。每个人小时候与中年、老年时候也不一样。父母与我们也不一样。我们虽然都有人性，有天地之性，但我们是有差异的，既有普遍性，又有特殊性。

50 条　附贅垂疣

是以附贅垂疣，骈拇枝指，侏儒跛躄，形氣所賦，有如此者。

瘡瘍癰腫，聾盲瘖痙，瘦瘠疲瘵，氣形之病，有如此者。

然則，胚胎造化之始，精移氣變之後，保衛輔翼，固有道矣。

——《聖濟經·原化篇·氣質生成章第三》

注　释

1. 贅:《莊子·大宗師》: 彼以生爲附贅縣疣。《釋名》: 贅，屬也。橫生一肉，屬著體也。

2. 疣:《外科樞要》: 疣屬肝膽少陽經，風熱血燥，或怒動肝火，或肝客淫氣所發。蓋肝熱水涸，腎氣不榮，故精亡而筋攣也。

3. 癰:《靈樞經》: 營衛留於經脈之中，則血泣不行，不行則衛氣從之而不通，壅遏不得行，故熱。大熱不止，熱盛則肉腐，肉腐則為膿，故名曰癰。

讲 解

保辅有道，就是在讲，如果处理保辅不当的话，就容易有畸形，比如多个瘤子或指头，出现哑或聋，及太瘦、太胖、痈疮等情况。

保辅有道，一定在胚胎造化的开始，移精变气之后，一定要注意，否则从胎里就开始出现病了。

51 条　天有五气

　　天有五氣，各有所湊。地有五味，各有所入。所湊有節適，所入有度量。凡所畏忌，悉知戒慎。資物爲養者，理宜然也。

　　寢興以時，出處以節，可以高明，可以周密，使霧露風邪不得投間而入。因時爲養者，理宜然也。

——《聖濟經·原化篇·氣質生成章第三》

注 释

　　1. 湊：《說文》：水上人所會也。一曰聚也。《汲冢周書》：周公將致政，乃作大邑，成周於中土，以爲天下之大湊。

　　2. 入：《說文》：內也。《玉篇》：進也。

　　3. 資：《易經·乾卦》：萬物資始。《釋文》：資，取也。

　　又，《儀禮·聘禮》：問歲月之資。註：資，行用也。

　　4. 時：《說文》：四時也。《釋名》：四時，四方各一時。時，期也，物之生死各應節期而至也。《淮南子·天文訓》：陰陽之專精爲四時。

　　又，《韻會》：辰也，十二時也。

讲 解

此段论述两个养，一个资物为养，一个因时为养，一个阴一个阳，资物是根据地上和天上的东西来养，因时是根据不同的时空来调整。物和时是阴阳学说的应用和展开，以阴阳论述时，这些问题都会得到比较好的解决。

其中资物为养，讲的是天有五气、地有五味。五对五，还记得五臭吗？那就是天的五气，膻腥焦香臊，这里五气当五臭讲。

天食人以五气，五气养五神，是《内经》的原义。但如果不看《圣济经》，直接看《内经》原文的话，看完是不明白的，锤炼不出几句话。某老先生，敲着木鱼读《内经》，读得很熟很熟，讲课讲得很不错，可一上临床，基本上没什么效果。但不能否定某老先生文献方面的权威性，就像理论物理和应用物理是两个学科，能把两个打通的是大牛。比如爱因斯坦的公式提出来以后，曼哈顿投了多少钱才把它转化成原子弹。这就是转化的过程。如果没公式肯定没后面，也不是有了公式就一定有后面。我们学理论的时候，别忘了后面有一层层的转换。刚开始的时候，理论学好了，至少在聊天和评价别人的时候有标准了。上次，有位老师问，读完《圣济经》就能看病了吗？我说能看病是另外一回事，但至少我能知道你看病看的好不好，我能有判定的能力了。给你个地图，你不一定能到一个地方，但你至少知道，这路错不错。这是理论指导的有效性和局限性。

52 条　调喜怒

以至调喜怒，寡嗜欲，作劳不妄，而氣血從之，皆所以保攝妊娠，使諸邪不得干焉。

——《聖濟經·原化篇·氣質生成章第三》

注　释

1. 作勞不妄：妄：《說文》：亂也。《增韻》：誕也，罔也。《素問·上古天眞論》：食飲有節，起居有常，不妄作勞，故能形與神俱。

2. 從：《說文》：隨行也。

又，《重廣補注黃帝內經素問》：順也。

讲　解

此段讲保摄御邪，不能让病因或者病气侵袭进来，否则，就会得病。

这段基本上把我们最常见的喜怒嗜欲劳作都谈到了。这是谈的人的问题，前两段谈了天和地的问题，天、地、人三才，又是三才之道。

时间医学很重要，什么时候起床，什么时候睡觉，很重要。

起床可不可以理解为你去做事呢！睡觉可不可以理解为把一件事结束了呢！所以在过去就有了择吉。什么时候出征，什么时候种庄稼，什么时候举行活动，这就有一个时间问题，这就叫择吉。择吉是与天地万物相谐振的一个过程。运气好了，选择准了，它就容易成功，与万物有通感。选错了，自然而然就错了。过去，中国是一个农业国家，所以择吉很重要，种庄稼差上一两周的时间，可能颗粒无收。

53 条　苟为不然

苟爲不然，方授受之時，一失調養，則內不足以爲中之
守，外不足以爲身之強，氣形弗充，而疾疢因之。

若食兔脣缺，食犬無聲，食雜魚而瘡癬之屬，皆以食物不
戒之過也。

心氣大驚而癲疾，腎氣不足而解顱，脾胃不和而羸瘦，心
氣虛乏而神不足之屬，皆以氣血不調之故也。

——《聖濟經·原化篇·氣質生成章第三》

注　释

1. 內不足以爲中之守，外不足以爲身之強:《校注婦人良方》:
《脈要》曰：五臟者，中之守也，得守者生，失守者死。又曰：
五臟者，身之強也，得強則生，失強則死。

2. 心氣大驚而癲疾:《類經·疾病類·癲疾》:帝曰：人生而
有病癲疾者，病名曰何？安所得之？《素問·奇病論》:凡百病
之生，必由外感內傷，人有初生者，未犯邪氣，即有癲疾，故欲
以明之。岐伯曰：病名爲胎病，此得之在母腹中時，其母有所大
驚，氣上而不下，精氣並居，故令子發爲癲疾也。（驚則氣亂而
逆，故氣上不下。氣亂則精亦從之，故精氣並及於胎，令子爲癲

痫疾也。）

3. 肾氣不足而解顱:《校注婦人良方》: 巢氏云: 解顱者, 言小兒年雖長, 而囟門不合, 頭縫開解, 是皆由肾氣不成故也。肾主骨髓, 而腦為髓海, 肾氣不成, 則腦髓不足, 不能成, 故頭顱開解。

4. 脾胃不和而羸瘦:《校注婦人良方》: 巢氏曰: 夫羸瘦不生肌膚, 皆為脾胃不和, 不能飲食, 故血氣衰微, 不能榮於肌膚也。凡小兒在胎而遇寒, 或生而伏熱, 皆令兒不能食, 故羸瘦也。

讲 解

此段讲失调致病。怀孕调养过程中, 母亲吃兔肉、吃狗肉、吃鱼肉等食物, 或者被吓了一跳, 或者自己累得太狠, 或者吃得不好, 出现上述某种情况, 小孩儿就会出问题。

我前阵子治疗很多自闭症小孩儿, 所谓的自闭症很多是发育迟缓, 有一大部分跟母体在怀孕的时候, 受了惊吓, 或者过于亢奋, 过于劳累有关。为什么? 因为伤了肾气。当年在多伦多处理的畸形胎儿（脑袋多了一个包块）的情况, 也属于（母体）肾气不足。之前讲精神内守, 必须是精气足的时候才守得住, 否则守不住。而且气形要充实, 要强大。

疢的意思是, 久病不愈, 长时间不舒服。

解,《说文》: "判也, 从刀。"判就是分的意思。这个字的意思是用刀把牛角从牛头上解下。解颅也就是指头的颅骨闭合不全。这种属于小儿发育不良的一个病。

54 条　能于食物知所戒

　　誠能於食物知所戒，推而達之，五味無所傷。

　　誠能於氣血知所調，推而達之，邪氣無所乘。

　　茲乃生育相待而成者，故曰天，不人不因。

——《聖濟經·原化篇·氣質生成章第三》

注 释

　　1. 戒：《說文》：警也。

　　又，《廣韻》：愼也，具也。

　　又，《易經·繫辭》：聖人以此齊戒。《註》：洗心曰齊，防患曰戒。

　　2. 因：《說文解字注》：就也。爲高必因丘陵，爲大必就基阯，故因從口、大，就其區域而擴充之也。《中庸》曰：天之生物，必因其材而篤焉。

讲 解

　　此段讲了很重要的一点，"天，不人不因"。

　　之前我们讲了生命逐渐发育的过程，但在发生的时候，必须要从人开始谈。谈人的时候，就是谈生理，生理是结合病理与哲理谈的，是病理和哲理（天道）之间很重要的转换点。生理是生生之理，比如脏腑怎么生的、经脉怎么生的，与天地、跟万物之间的关系是怎样的。只有把这个问题搞清楚了，后面才有药理（治疗）。

从哲学上讲，外因以内因为根据。我们谈了半天，还是在谈人，人的变化、人的生理、人的一切，所以，人里面不动，那外面什么都动不了。

这就牵扯到药的定义问题。药，《说文》："治病草也。"意思是，这个草，不是观赏之草，不是遮挡风雨之草，是治病之草。

那什么叫病？病就是虚、实，或功能不协调，所以，这其中，草、病、药，有一个相关的逻辑性，以草为药，调治其病。举个例子，死人吃药无用，因为死人没有病，没病就没药。所以，不要谈这个药治什么不治什么，完全是"不人不因"的。很多人虚，但是脾胃消化不良的时候，是补不进去的。今天想温阳，可当内在没阳的基础时，能温出来吗？想补阴，但消化不了，阴能补上吗？一定是内在要把它代谢、消化、交合、运化为基础的，意思就是说，"天，不人不因"。

治疗疾病一定要懂得内在的生机、天五（中五）的生机、消化。后天之本的本，太重要了，怎么吃，怎么呼吸，怎么想事都很重要。

佛教里讲"人因四食而住"，四食包括段食、触食、意识（思食）、阿赖耶识（识食），人因四种食物来住，住就是停住的意思。这很重要，大家慢慢理解，这对于待人接物以及看病治疗，都是大法。

55 条　水木火土金为序

水木火土金爲序者，以其相生，有母子之道也。

水火金木土爲序者，以其相克，有夫婦之義也。

相生所以相繼，相克所以相治。

惟人禀生，命門肇乎始胎之後，未有不以相克成者。

——《聖濟經·原化篇·藏眞賦序章第四》

注 释

1. 克:《說文》: 肩也。徐曰: 肩，任也。任者，又負荷之名也。能勝此物謂之克也。

又,《玉篇》: 勝也。

2. 肇:《廣韻》: 始也。

又,《釋文》: 韓詩雲: 長也。

3. 命門:《難經·三十九難》: 其左爲腎，右爲命門，命門者，諸精神之所舍也。男子以藏精，女子以系胞。

讲 解

此段讲肇成相克，说了五行生克的顺序和作用，尤其谈到了人伦之序。其中，"相克而成"，尤其有意义，所谓阴成形，就是讲的相克。阴阳五行理论，是中国古典哲学的基础，这个理论看上去简单，其实很妙。

先从时间的角度谈相生，再从空间角度谈相克，讲夫妻和母子的关系。为什么只谈夫妻和母子，不谈比如朋友和祖国？因为他们与生命的发生有直接的关系，没夫妻的交合是不会出现儿女的，没夫妻就没母子，所以这里谈的完全是贴近生命发生和生育发展的两组关系，以此来谈后面的道理。

所谓生，讲的是我们看到的形态的出现。由气而形而质，这才是生的过程。生的过程，本质是阴成形的过程，而阴成形的过程，就是坤道代终的过程。所以要注意，阴、克、形这三个字是有关系的。

"水木火土金为序"，这是相生之序，为母子之道，也是四时之序，冬、春、夏、长夏、秋，一步一步相生的。为什么四季来形容相生和母子呢？大家是否发现一点，时间是变动的，空间是不动的，时间为阳，空间为阴，所以，此为阳，为生，为动，是按时间列的序。

接下来就该列空间的序了，水火金木土为序，这是相克之序。

按照河图，水应北，天一生水，在北边。中国传统辨知方向是面南背北，方向跟现在的地图不一样。天一生水，地六成之，地二生火，天七成之，天三生木，地八成之，地四生金，天九成之，天五生土，地十成之，这就是河图。最后画出来的方向合于阴阳五行，南火、北水、西金、东木。

有道理吗？南边是不是亮一点？北边是不是暗一点？东边是

不是太阳出来河海多一点，柔一点？西边是不是硬一点？大家可以慢慢观察。在这里，水和火相克，金和木相克，北南西东中，这样的一个顺序，是讲空间之序，为相克的关系。

相克有夫妻之义。母子是说母生子，其间是生的关系，夫妻是讲夫妻交媾能生子，还是讲生的问题。因此，不能拿其他的关系来论述生的问题。"相生所以相继"，就是生的意思，阳的意思。"相克所以相治"，就是死的过程，生不出来了，把它管住了。阴阳只有交媾、和合才能生化，也就是说，既要生它，又要管它。无论是做管理工作，还是治疗患者，都存在这个问题，单独一方过了，都不是好事。

既然讲克，那就讲怎么克了，天地怎么克，人怎么克，是之后两段要讲的内容。

56 条　乾坤交遘于亥

原自乾坤交遘於亥，一陽始壬於西北。

壬爲陽水，合丁之陰火而生丙，丙爲陽火，合辛之陰金而生庚，庚爲陽金，合乙之陰木而生甲，甲爲陽木，合己之陰土而生戊，戊爲陽土，合癸之陰水而生壬。

茲夫婦之義，化毓妙理，由是出焉。

——《聖濟經·原化篇·藏眞賦序章第四》

注　释

1. 甲：《五行大義》：甲者，押也。春則開也，冬則闔也。鄭玄注《禮記·月令》云：甲者，抽也。

又，《說文》：東方之孟，陽氣萌動，從木，戴孚甲之象。

又，《唐韻》：草木初生之荂子也。《後漢書·章帝紀》：方春生養，萬物孚甲。

又，十干之首。《爾雅·釋天》：歲在甲曰閼逢，月在甲曰畢。疏：甲者，造作新令之日。

2. 乙：《五行大義》：乙者，軋也。春時萬物皆解，孚甲自抽軋而出也。

又，《說文》：象春艸木冤曲而出，陰氣尚彊，其出乙乙也。

又，《唐韻》：東方木行也。《爾雅·釋天》：太歲在乙曰旃蒙，月在乙曰橘。《京房易傳》：乙，屈也。

3.丙：《五行大義》：丙者，柄也。物之生長，各執其柄。鄭玄云：丙者，炳也。夏時萬物強大，炳然著見也。

又，《說文》：位南方，萬物成，炳然。陰氣初起，陽氣將虧。從、一、入冂（jiōng）。一者，陽也。丙承乙，象人肩。徐鍇曰：陽功成，入於冂。冂，門也，天地陰陽之門也。

4.丁：《五行大義》：丁者，亭也。亭，猶止也，物之生長，將應止也。

又，《說文》：夏時萬物皆丁實。丁承丙，象人心。

5.戊：《五行大義》：戊者，買也。生長既極，極則應成，買易前體也。

又，《說文》：中宮也。

又，《唐韻》：十干之中也。物皆茂盛也。《爾雅·釋天》：歲在戊曰著雍，月在戊曰厲。

6.己：《五行大義》：己者，紀也。物既始成，有條紀也。鄭玄云：戊之言茂也，己之言起也，謂萬物皆枝葉茂盛，其含秀者抑屈而起也。

又，《說文》：己，中宮也，象萬物辟藏詘形也。己承戊，象人腹。

7.庚：《五行大義》：庚者，更也。

又，《說文》：庚位西方，象秋時萬物庚庚有實也。

8.辛：《五行大義》：辛者，新也。謂萬物成代，改更復新也。鄭玄云：謂萬物皆肅然改更，秀實新成也。

又,《說文》:秋時萬物成而熟,金剛味辛,辛痛卽泣出。

9. 壬:《五行大義》:壬者,任也。

又,《說文》:壬位,北方也。

10. 癸:《五行大義》:癸者,揆也。陰任於陽,揆然萌牙於物也。鄭玄云:時維閉藏,萬物懷任於下,揆然萌牙也。

又,《說文》:冬時水土平,可揆度也。《正韻》:癸者,歸也。於時為冬,方在北,五行屬水,五運屬火。

讲 解

此段谈的是天道生成。六壬里面就谈到天地是怎么怀壬和发生的,阴阳顺序是什么样的,它是始于乾坤,交遘于亥。亥,《尔雅·释名》:"核也。"《汉书·律历志》:"该阂于亥。"它是水,是木,又是种子。在阴阳中,亥是最阴的地方,于是阳气就可以发生了,生命就开始发生了。

这段主要讲乾坤的化毓。为什么乾坤交遘于亥?亥在西北角偏北的位置,在后天八卦里属于乾位。但亥为至阴,是坤气,也就是说亥的位是乾位,但是气是坤位,所以乾坤在这里交遘了。在这里遘很重要,《说文》:"遇也。"碰上了,很亲近地相遇了。

"一阳始壬于西北",这是最阴的时候,是该生阳的地方,亥的旁边就是壬,亥就是核,核就是怀孕,在天干就是壬。亥和子之间就是壬,位于西北。天干里,甲、丙、戊、庚、壬在奇数位置上,都属阳;乙、丁、己、辛、癸在偶数位置上,都属阴。此外,北方壬癸水,南方丙丁火,西方庚辛金,东方甲乙木,中央戊己土,公式是这样的。因此,壬为阳水。

"合丁之阴火能生丙",为什么壬和丁能合?从壬往丁数,壬癸甲乙丙丁,中间差五个数。从河图来看,一和六中间差五个数,如果一是壬,六就是丁,这样算来,一和六同宗,在一窝,所以就有化合。但是壬水和丁火之间又相克,阴阳属性不一样,这就是夫妇化毓之理,壬是男,丁是女,他把她管着,他俩就化合了,出现了一个丙。天地化合也是这样。五运六气里说丁壬化木,这里说是丁壬化丙,这是不同的公式,不同的化合,到底好用不好用,大家慢慢来理解。这里讲的是六壬的内容,大家可以自己推。

见闻与体悟

张士杰老先生《古法针刺举隅》提到过"五门十变"的配穴方法,就是这类术数哲理的演化。我曾经问过他老人家,为什么不在书里把这个理论说清楚。他回答说,当年对学术权威的批斗,把他批怕了,说多了,又怕惹到哪些学术小鬼们。我无语了。

在临床中,我常用四关穴的配合,效果不错,也就是这类化气学说的应用。

57 条　方其壬之兆怀

方其壬之兆懷，命門初具，有命門然後生心，心生血，法丁之生丙也。

有心然後生肺，肺生皮毛，法辛之生庚也。

有肺然後生肝，肝生筋，法乙之生甲也。

有肝然後生脾，脾生肉，法己之生戊也。

有脾然後生腎，腎生骨髓，法癸之生壬也。

——《聖濟經·原化篇·藏眞賦序章第四》

注　释

1. 命門：《難經·三十九難》：其左爲腎，右爲命門，命門者，諸精神之所捨也。男子以藏精，女子以系胞。

讲　解

此段讲五脏生成。上一段讲了一个术数的哲理——化合，一个克一个，然后就生一个。这段由哲理就转到生理了。这一克一生怎么转到身体上呢？五脏（心、肝、脾、肺、肾）怎么克出五体（皮、肉、筋、骨、脉）？之前讲过，五脏由气生出来五体。

壬属命门，命门之后要生心（心是丁火），心要生血，血属丙，即"法丁之生丙也"，上一段讲了壬"合丁之阴火而生丙"。

"法"这个字，真正的意思是水从水源处流出来，法就是接这个源，按照这个推理，按照这个顺序，必然就推衍出来这样的结果。"法"，不仅仅是效法的意思，效法更多是模仿的意思。这里对"法"的解释，更准确的是"由此而推衍出来"。

这一段中，我们解释了《黄帝内经素问》里极其重要且很有争议的一句话——"各归己所不胜以为根"。对于子来说，母就是根。比如，丙的根就是壬水，没有壬和丁，就没有丙。那么，我们在处理病的时候，就要看到生克的关系。比如脾胃有病的时候，脾胃属土，要去看它的根——肝胆。这时候看病就不一样了。后面一样，自己慢慢推。我今年有一位纯中药治了五年的肺癌病人，就是依据这个理论，5年前2.5cm的肿瘤，今年变小到疑似结节了。

壬水克丙火，丙火克庚金，庚金克甲木，甲木克戊土，都是一步步克出来的，边克边往下生，正如第一段里讲到的——"未有不以相克成者"。

58 条　有肾则与命门合

有腎則與命門合，而二數備矣。

壬者其一水一石之謂歟，此腎於五臟，所以獨耦。

苟徒知在器有權與準，在物有龜與蛇，在色有赤與黑，而不知一水一石之道，是未達生化之妙本。

太一眞精，兆於水，立於石。

故火之悍，金之堅，木之橈，土之和，得以賅存諸中。

其相克相治者，乃所以成耶。

犯人之形者，詎可一於相生相繼，而欲以收成物之功哉。

——《聖濟經·原化篇·藏眞賦序章第四》

注 释

1. 水：《說文》：準也。北方之行。象眾水并流，中有微陽之氣也。徐鉉曰：眾屈爲水，至柔，能攻堅，故一其内也。

又，《尚書·洪範》：五行，一曰水。《正義》：天一生水，地六成之。五行之體，水最微，爲一。火漸著，爲二。木形實，爲三。金體固，爲四。土質大，爲五。《淮南子·天文訓》：積陰之寒氣爲水。

2. 石：《爾雅·釋名》：山體曰石。《易經·說卦傳》：艮爲山，爲小石。《楊泉物理論》：土精爲石。石，氣之核也。氣之生石，猶人筋絡之生爪牙也。《春秋·說題詞》：石，陰中之陽，陽中之陰，陰精補陽，故山含石。

3. 權：《玉篇》：稱錘也。

4. 準《說文》：平也。

又，《周禮·冬官·考工記》：權之然後準之。《註》：謂準擊平正之也。

5. 犯：《說文》：侵也。《廣韻》：干也，侵也，僭也，勝也。《爾雅·釋詁》：犯，勝也。《註》：陵犯，得勝也。

讲 解

肾和命门是发生点，这就是太极生两仪，是太极包含阴阳，阴是坚固的，阳是软的，所以必须讲太一（太极）真精，它由一变成二，所谓"一生二，二生三，三生万物"。一定要谈特殊的表现，这个在脉象里也一样，心肝肾，肺脾命，在诊脉的时候，肾将两脏，是分两个部分来讨论的，而且它们的意义不一样，这在扎针、用药以及三焦的设立上都是有表现的。这个听上去不是那么完美的系统，但它就是这样安排的，而且它贯穿到从诊断到治疗等一系列的操作系统。

肾与命门，这是太极两仪的一个问题，同时包有阴和阳、刚和柔的问题。"犯"，《说文》："侵也。"就是想入侵、想干涉、想介入、想干预的意思。凡是想干涉别人的身体，就不能光想到相生相续，必须还要想到相克相治。柳世隆在《龟经》中讲"当成不成，视兆相刑"，刑是刑罚的刑，也是形态的形，也是克的意思，阴的意思。这样逻辑捋清了，一动手就能按照逻辑操作了。

　　一水一石，是从气、物、色讲这个"二"，因为太极中的"一"真正包含的是"二"。太极也是太一，它就包括了"二"，所以叫"二数备矣"。一旦有了"二"，就可以开始划分，就开始生，不是"一"了，就开始分裂了，同时"二"就开始显现了。我们今天更多的表述是二元对立，没办法进行一元表述。一元是实实在在存在的，但它的界限，我们很难在人我、人物之间界定。笛卡尔的二元哲学获得了世俗的认可，但是同时抹灭了很多的天人感应，以及世界本来存在的很多美好的部分，这是笛卡尔的原罪。我们今天在表述时都是二元的，因为一元没办法进行表述。这时候就牵扯到"二"了，"二"讲得最多的是阴阳，比如水与火、龟与蛇、权与准，都有阴阳的问题。白云观里，玄武神（北方之神）的像，就是一个蛇盘着一条龟（龟为阴，蛇为阳），就是讲的这个。太一跟北方是有关系的，即天一生水。《创世纪》里说，天地先来的是黑光，在蒙眬和蒙昧之中，才见光了，然后造物了。天地玄黄，玄是赤中带黑，就是带"二"，即"二数备矣"。这个水和石，主要是讲的太一含精，有个刚柔阴阳统一的问题。"赅存诸中"的"赅"，就是"亥"的意思，包括了这个东西，表示很完备的意思。"核"也是如此。也就是说，人家本身很完美，在太一里面，什么都有。当它显现时，就显现出"二"，这是我们能看到的。石和水可以认为是刚和柔，或者阴和阳，因为液体跟固体最大的区别是液体含有能量，再有更多的能量就会变成气体。

59条 析而推之

析而推之，一月血凝，二月胚兆，三月陽神爲魂，四月陰靈爲魄，五月五行分五藏，六月六律定六府，以及七情開竅，八景神具，宫室羅布，氣足象成，靡不有自然之序。

觀妙之士，兩之以九竅之變，參之以九藏之動，瞭然胸次，無或逆施者，蓋得其始生之序如此。

——《聖濟經·原化篇·藏眞賦序章第四》

注 釋

1. 血：《爾雅·釋名》：血，濊也，出于肉，流而濊濊也。《關尹子·四符篇》：一爲父，故受氣於父，氣爲水。二爲母，故受血於母，血爲火。

又，《周易·說卦傳》：坎爲血卦。疏：取其人之有血，猶地有水也。

2. 胚：《說文》：凝血也。《集韻》：婦孕一月也。

3. 靈：《大戴禮》：陽之精氣曰神，陰之精氣曰靈。《尚書·泰誓》：惟人萬物之靈。傳：靈，神也。《詩經·大雅》：以赫厥靈。

4. 魂：《說文》：陽氣也。《左傳·昭公七年》：人生始化爲魄，既生魄，陽曰魂。疏：魂魄，神靈之名。附形之靈爲魄，附氣之神爲魂也。《淮南子·說山訓》：魄問於魂。註：魄，人陰神。魂，人陽神。

5.魄:《說文》：陰神也。《玉篇》：人之精爽也。《禮·祭義》：魄也者，鬼之盛也。《註》：耳目之聰明爲魄。疏：魄，體也。若無耳目，形體不得聰明。《關尹子·四符篇》：因意有魄，因魄有精。《白虎通》：魄者，迫然著人，主於性也。

6.藏:《康熙字典》：與臟通。《周禮·天官·疾醫》：參之以九藏之動。註：正藏五，又有胃、膀胱、大腸、小腸。疏：正藏五者，謂心、肝、脾、肺、腎，氣之所藏。《白虎通》：人有五藏六府，何法？法五行六合也。

7.竅:《說文》：穴也，空也。《周禮·天官》：兩之以九竅之變。註：陽竅七，陰竅二。疏：七者在頭露見，故爲陽。二者在下不見，故爲陰。

8.參:《增韻》：干與也，參錯也。

又，《韻會》：三相參爲參，五相伍爲伍。《易·繫辭》：參伍以變。

讲 解

此段讲十月之序。怀胎十月，逐月讲其所为。前面讲五脏生成时把血定义为丙，就是血脉，又定义为水（《易·说卦传》：坎为血卦。）。

"七情开窍，八景神具"，需要注意这里，明面上看七八之后没有讲九十，但实际上是有的，宫是九宫，成就是十，这是用的隐比，讲的十月怀胎。十月的顺序，一月为血，二月为胚，三月为魂（阳），四月为魄，五月五脏成，六月六腑成，七月有七情，八月神乃具，九月九宫具，十月象乃成。

灵，《大戴礼》："阳之精气曰神，阴之精气曰灵。"即阳神阴灵。

参，同时也有三的意思。

"窍"是开的东西，属阳。"藏"是收的东西，属阴。这里讲一开一阖，一阴一阳了。

九脏，是奇恒之府算法的九脏体系。九窍是上七窍和下两窍。

《圣济经》里，有大量锤炼过很浓缩的哲学语言和数术语言。

延伸阅读

分經養胎不足憑，無所專養論不經，形始未分無不具，陰陽之道漸分形。

[注] 巢元方曰：妊娠一月名胚胎，足厥陰脈養之；二月名始膏，足少陽脈養之；三月名始胎，手心主脈養之，當此時血不流行，形象始化；四月始受水精以成血脈，手少陽脈養之；五月始受火精以成氣，足太陰脈養之；六月始受金精以成筋，足陽明脈養之；七月始受木精以成骨，手太陰脈養之；八月始受土精以成膚革，手陽明脈養之；九月始受石精以成毛髮，足少陰脈養之；十月，五臟六腑，關節人神皆備。

又有推巢元方養胎之說，謂四時之令必始於春，所以一月二月間，是足厥陰、少陽木也；三月、四月間，手厥陰、少陽火也；五月、六月間，足太陰、陽明土也；七月、八月間，手太陰、陽明金也；九月、十月間，足少陰、太陽水也。惟手少陰、太陽二經，無所專養者，以君主之官無為而已。此說更為不經。夫男女交接，精血聚而成胚，此孕形之始也，雖未分身軀臟腑，而其理無不具也。猶太極渾然，包羅萬象，而陰陽之一氣氤氳，浸漸化生而成，子母分形，自然而然，如草木成熟，殼脫蒂落也。

——《婦科心法要訣·嗣育門》

60 条　泥在钧

泥在鈞，金在鎔，惟陶冶所成。

子之在母，豈無待而然耶。

蓋專精孕氣，大鈞賦形。

有人之形，不能無人之情。

彼其視聽言動，好憎欲惡，雖冥於隱默之中，而美惡特未定也。

善母道者，引而發之，若爲之訓迪，若爲之挑達，彼將因物而遷，因形而革，有不期然而然者。

——《聖濟經·原化篇·扶眞翼正章第五》

注　释

1. 鈞:《集韻》：一曰陶旄輪。《正字通》：陶人模下圓轉者爲鈞。《漢書·賈誼傳》師古註：陶家名轉者爲鈞，蓋取周回調均之義。

2. 大鈞:《康熙字典》：大鈞，天也。《漢書·賈誼傳》：大鈞播物，块圠無垠。《註》：如淳曰：陶者作器于鈞上，此以造物爲大鈞也。言造化爲人，亦猶陶之造瓦耳。

3. 冶:《康熙字典》：鑄匠曰冶。《漢書·董仲舒傳》：金之在镕，惟冶者之所鑄。

4. 形:《周易·繫辭》: 在地成形。

又,《玉篇》: 形, 容也。《尚書·說命》: 乃審厥象, 俾以形旁求于天下。傳: 審所夢之人, 刻其形象。《穀梁傳·桓公十四年》: 望遠者, 察其貌而不察其形。《註》: 貌, 姿體。形, 容色。

又,《韻會》: 形, 體也。《漢書·楊王孫傳》: 形骸者, 地之有也。

5. 情:《集韻》: 性之動也。董仲舒曰: 人欲之謂情。《毛詩序》: 六情靜于中, 百物盪于外。《禮·禮運》: 何謂人情? 喜, 怒, 哀, 懼, 愛, 惡, 欲。七者弗學而能。

讲 解

第一段首先讲母和子，产子就像做陶器一样，你给它点力量，它就变个形，撤点力量，它也变个形。

钧就是做陶的盘子，冶是冶金属的方法。

制作陶器很关键的一道工序是走泥，这是器物成形的最初阶段，需要匠人将泥料放在转动的轮盘（即"大钧"）上，用双手给泥料塑形。母亲孕育胎儿的过程，与走泥类似。陶土制品是否能成形，取决于运化它的大钧，而胎儿的成形，取决于母亲本身。

第二段说了胎教的意义。胎教不仅能使胎儿性情变化，甚至能影响到胎儿的形态。作为人，不光要具备人的形，还要有人的情，这很重要，所谓"人之情通人之气"。母亲性情对腹中胎儿潜移默化的影响，与"近朱者赤，近墨者黑"同理。母亲对胎儿的胎教，能够通过"外象而内感"，达到"不期然而然"的效果。

什么叫"善母道者，引而发之"？就说是，在天地赋形的时候，生命整个的过程就是坤道代终，就是赋形的过程。在形态变化的过程中，牵扯到母亲，形变过程不仅有形变而且有情变。

人之情通人之气。通即变动。情者，人之欲也。情和性是一阴一阳配合的，性属阳，情属阴，但是，它们的动静刚好相反，性是静的，情是动的，不知道过去古人怎么想的，说现实中性是善的，情是恶的。有些说法你可以打个大问号，自己慢慢去琢磨。

情是什么？我们经常讲情，到底情在生命里是什么东西？有的人说七情，什么是七情？为什么要用七情？可七情也要落回到情字上，它的特性是什么？定义有描述性定义和定性性定义，只有进行抽象的概括之后，才有定性定义，后面才有操作的普适性。

描述性定义经常会出问题，比如当初苏格拉底说人是无毛的两足动物，然后有人捉了只鸡，把毛拔了，送去给他，"诺，这是你说的人。"

所以定义很重要，如果定义错了，后面会一溜儿错下去，这是百分百的。怎么定义？应用训诂。中国哲学为什么不谈定义学、概念之类的？因为我们有训诂，从一开始就抠字，而且我们有字形，多了一个视觉的维度，所以字意的稳定性相对较好。

大钧指的是天地，因为天地造物，所以叫大钧。所有这一切的变化，都是母亲赋予的。

见闻与体悟

前两年我回大陆，由于市场原因，在被称为自闭症的患者群里，我有了点儿小名气，主要是确实治好了几个被诊断为发育迟缓的小朋友。

国内称为自闭症者，往往有着善意的忌讳。目前自闭症不仅仅包含严格临床意义上的那个非器质病变的疾病，而是更广泛地包含了唐氏综合征、艾森伯格综合征的精神神经类疾病。

我在临床中发现了一个很有意思的现象，这些发育迟缓的小朋友一旦治疗缓解了，就会表现出来某些超乎常人能力的特征。而且，这些超常能力，往往跟其母亲在怀孕时的主要工作和兴趣有关。

几年前，我治疗过一位李姓的小朋友，男孩，两岁多，不会说话。他父母非常着急，半年时间，看了很多医生，最后，找到我这儿。通过一个多月的治疗，小朋友第一次能够叫妈了，为此，他妈妈幸福了好长时间。说话能够基本开口了，这位小朋友表现出来惊人的数字学习能力，在三岁左右，他的汉语能数到一千，英语能数到一百，西班牙语教了两遍，就能从一数到十。后来，他的数数，居然可以治疗痛苦，我经常带着他数数，缓解他的焦虑和哭闹，很有效。熟悉后得知，他妈妈在怀他的时候，在南美做贸易，在数字和外语方面，兴奋度高且高频使用。

这也算是，善母之道，引而发之，不期然而然了。

61条　示以贤人君子

故示以賢人君子，使之知所以好德，示以禮法度數，使之知所以制心。

揚之以聲音之和，則若琴瑟鐘鼓者，欲其厭足於耳。作之以剛毅之氣，則若犀象軍旅者，欲其感動於目。

觀圭璧珠玉，則取夫陰陽之至精。誦詩書箴誡，則取夫言語之至正者。

以至調心神，和情性，戒喜怒，節嗜慾，是皆因物隨感，有益於得者也。

——《聖濟經·原化篇·扶眞翼正章第五》

注　釋

1. 德:《廣韻》:德行也。《集韻》:德行之得也。《正韻》:凡言德者，善美，正大，光明，純懿之稱也。《周易·乾卦》:君子進德修業。《尚書·皋陶謨》:九德，寬而栗，柔而立，愿而恭，亂而敬，擾而毅，直而溫，而廉，剛而塞，彊而義。

又，《說文》:升也。

又，《尚書洪範》:三德，一曰正直，二曰剛克，三曰柔克。《周禮·地官》:六德，知、仁、聖、義、中、和。

又，《玉篇》：德，惠也。《尚書·盤庚》：施實德于民。《詩經·小雅》：既飽以德。

又，善教也。《禮·月令》：孟春之月，命相布德，和令，行慶，施惠。《註》：德謂善教。

2. 性：《中庸》：天命之謂性。《註》：性是賦命自然。《孝經·說曰》：性者，生之質也。若木性則仁，金性則義，火性則禮，水性則知，土性則信。

又，《通論》：性者，生也。

讲 解

此段谈了胎教的原理和内容。要想胎儿发育好，就要在胎教上下功夫。

母道既然能够引发，那就也可以调节，这就到了第三阶段。我们讲"近朱者赤，近墨者黑"，事实上，小孩在胚胎阶段更是如此，是可以变的，甚至形状都可以变的。我在治自闭症的时候发现，妈妈怀孕的时候，经常说英语的，小孩英语就好；经常数钱的，小孩进了银行就不想出来；妈妈演戏剧的，小孩的表演能力可增强。这就是胎教。

此段就是讲胎教的具体方法。跟好人待在一起，读读诗书。咱们早上读书，就是"诵诗书箴戒，则取言语之至正者"。自身修养亦同理。自己把自己修养好了，听听好音乐，跟好的人聊聊，这很重要，自己内心的修养也跟怀孩子一样。相反，不要做丑的、难看的事儿，容易出现问题。

见闻与体悟

有朋友问，声音能影响胎儿吗？

答案是肯定的。物理的声音，也是一种力量，在亚里士多德的物理学中，把力量定义为能改变事物的要素。也就是说，有力量，就有改变，这跟易学研究的现象差不多。

声音，能产生能量，可以转化成热能，也可以转化成群体的电子团能量，于是，相应的化学结构就会变化，同样，更宏观的组织结构，也就可能在力量足够时产生变化了。这是哲学上存在的意义。

至于怎么能得到与人们目标相符合的声音治疗手段，那就是具体的技术细节问题了。从逻辑上推导，一定存在，这就是科学吧。

这就是给大家讲点儿《内经》上说的，有则求之，无则求之。怎么学习经典理论和范例，可见一斑。

62条　若乃人有残废

　　若乃人有殘廢，物有醜惡，鳥獸之有毒怪者，則欲其勿見。若形有不全，割有不正，味有異常者，則欲其勿食。是又防閑忌慎，無所不用其至。

　　夫其在母也如此。則居然而生，明智而忠厚，端莊而好德，美好而壽考，無足怪矣。是謂外象而內感也。

　　昔太任之妊文王，目不視惡色，耳不聽淫聲，口不出敖言，而世傳胎教者以此。

　　　　　　　　　——《聖濟經·原化篇·扶真翼正章第五》

注 釋

　　1.防：《說文》：堤也。《玉篇》：鄣也。《廣韻》：防禦也。又，《玉篇》：備也，禁也。

　　2.閑：《說文》：闌也。段玉裁注：引申爲防閑。《廣韻》：防也，禦也，法也。《周易·乾卦》：閑邪存其誠。疏：言防閑邪惡，當自存其誠實也。

　　3.忌：《說文》：憎惡也。《增韻》：嫉也。《詩經·周南·小星箋》：以色曰妒，以行曰忌。

　　4.慎：《說文》：謹也。段玉裁注：言部曰：謹者，慎也。二篆爲轉注。未有不誠而能謹者，故其字從眞。

讲 解

　　此段谈到了胎教的本质，是外向内感。因为生命的本质是交感的结果，交就是碰到一起了，遘也是遇到一起的意思。

　　还举了个例子，是说周文王的母亲怎么怀孕的。

63 条　食气于母

食氣於母，所以養其形，食味於母，所以養其精。
形精資育，氣味爲本，豈無時數之宜哉？

——《聖濟經·原化篇·和調滋育章第六》

注 释

1. 食：《說文》：一米也。段玉裁註：集衆米而成食也。引申之人用供口腹亦謂之食。

2. 氣：《文子·守弱》：形者，生之舍也。氣者，生之元也。《周易·乾卦》：同氣相求。《周易·繫辭》：精氣爲物。

又，《祭義》：氣也者，神之盛也。《註》：氣謂噓吸出入者也。

3. 味：《說文》：滋味也。《玉篇》：五味，金辛木酸水鹹火苦土甘。《禮·王制》：五味異和。

4. 形：《韻會》：形，體也。

又，《玉篇》：形，容也。《穀梁傳·桓公十四年》：望遠者，察其貌而不察其形。《註》：貌，姿體。形，容色。

5. 精：《增韻》：凡物之純至者皆曰精。

又，《黄帝內經素問·金匱眞言論》曰：夫精者，生之本也。

讲 解

此段谈了胎儿的形精滋养来源于母亲的气与形。既然胎儿的五脏、五体都形成了，就要谈谈怎么调理、怎么养它了。一个食气，一个食味，在用气和味的时候，要注意时和数的问题。时，就是时间的意思；数，就是有度和逻辑的意思。在中国古典哲学里，数不能仅仅当作数字讲，我早就说过这个概念。这里也为针刺为什么能治胎儿疾病提供了理论依据，那是因为母体的气机变了，胎儿的情况也就变了。

食，《说文》："一米也。"是指把米集中到一起，段玉裁注："集众米而成食。"《尔雅·释名》："食，殖也，所以自生殖也。"我们吃完东西就能活着，就能繁育。所以，吃很重要，之前讲过"四食而住"。

殖，《说文》："脂膏久殖也。"《玉篇》："生也，种也。"韦注："殖，蕃也。"杜注："殖，长也。"跟生生不息的生命是有关系的。现在行辟谷的人不少，行辟谷本身就是残害生命的过程，但在这个过程中，如果处理好了，就能找到生之机，它对于纠正过食的毛病是有作用的，能让人节制，但不能过分。吃要讲艺术，不吃也要讲艺术，还要讲点医理，不能胡来。

64 条　使陈后隋炀

昔人謂，使陳後隋煬，与文士争衡，亦当不落人後。愚謂，徽宗以天下为兒戲，自取敗亡，然于岐黄家言，實能深造自得，其敕定之《證类本草》《聖濟經録》，至今亦奉爲圭臬。

——《聖濟經·刻聖濟經叙》

讲 解

徽宗的毁誉，十分复杂。自从元朝宰相脱脱酸溜溜地说了句，唯不适帝王，历代文人墨客，总是盲目跟随，不分是非。

有个重要问题是，徽宗即位后，最重要的问题是什么，是几十万的银两，还是长寿保国、广延子孙？别忘了，他哥哥哲宗二十三岁夭折，他爸爸三十四岁夭折，他爷爷三十七岁夭折，仁宗三个皇子全部夭折，才轮到徽宗他们家当皇帝。他即位时，十九岁，没有子嗣，怎么办？

你以为徽宗想成为书法家、文学家吗？他需要凭着文学才艺吃饭吗？

我前一阵子，去景山玩儿，溜达到景山脚下，看到很多关于崇祯朱由检的碑文，突然，我突发奇想，如果拿着徽宗和崇祯这两位亡国之君比较一下，能发现什么？太有意思了。《道德经》

说，亡而不死谓之寿。你读过唐朝杜牧那首写项羽的诗吗？

一次，跟一位朋友聊天，他知道我研究宋徽宗，就淡淡地说了一句：那是亡国之君呀。我听了一乐，问道：历代亡国之君多了，徽宗在这些亡国之君中，能排名第几？他顿时傻了。是呀，是不是值得好好思考一下，研究一下宋徽宗赵佶！

见闻与体悟

"大医医国"，这是宋朝时的名句。为什么能成为名句呢？就是因为它说出了一个事实，医学对一个国家的兴衰是有决定性意义！我们看看这次新冠肺炎疫情就知道了，医学对于一个国家有多么重要。

中国历史上，大的疫情就有三四百次，作为一个文明古国，对待疫情自然有着深刻的理解，包括技术的积累，这当然是中医。相比较而言，世界的其他国家就有点年轻，年轻有优点，也必然有避免不了的缺点。中国在疫情面前的强大和成功，难道不值得世界佩服吗？这不就是大医医国吗！